AF542244

RÉPUBLIQUE FRANÇAISE

LIBERTÉ — ÉGALITÉ — FRATERNITÉ

PRÉFECTURE DE POLICE

COMMISSION D'HYGIÈNE PUBLIQUE ET DE SALUBRITÉ
DE L'ARRONDISSEMENT DE SAINT-DENIS

RAPPORT

SUR LES

MALADIES ÉPIDÉMIQUES

OBSERVÉES EN 1891

DANS L'ARRONDISSEMENT DE SAINT-DENIS

M. le Dr LE ROY DES BARRES
Vice-Président de la Commission d'hygiène de l'arrondissement de Saint-Denis.

PARIS
IMPRIMERIE ET LIBRAIRIE CENTRALES DES CHEMINS DE FER
IMPRIMERIE CHAIX
SOCIÉTÉ ANONYME
(Succursale B), 5, rue de la Sainte-Chapelle.

1892

RAPPORT

Sur les maladies épidémiques et les maladies virulentes observées dans l'arrondissement de Saint-Denis, suivi du mouvement de la population en 1891 (1),

Par M. le Dr LE ROY DES BARRES.

Saint-Denis, 4 Mai 1892.

I. — Maladies épidémiques.

La mortalité générale en 1891 dans l'arrondissement de Saint-Denis a été de 10.510 décès, soit pour ses 403.956 habitants (dénombrement de 1891) de 26,01 par 1.000 habitants. Cette léthalité est plus faible que celle de l'année précédente, où elle atteignait 28,49 — chiffre le plus élevé constaté depuis 1884, — mais elle dépasse encore celle de 1889, qui n'était que de 23,88.

Si elle est inférieure à celle de l'arrondissement de Sceaux, qui monte à 27,38, elle nous paraît cependant témoigner comme cette dernière des conditions d'hygiène peu favorables dans lesquelles est placée la banlieue comparativement à Paris, où la mortalité générale est seulement cette année de 22,23 par 1.000 habitants, mortalité toutefois encore trop haute par rapport à Londres, où elle n'est que de 19,9.

(1) Faute de documents suffisants sur la morbidité, ce rapport porte principalement sur la mortalité. Les bulletins nécrologiques recueillis par la Préfecture de Police fournissent une statistique un peu différente de celle établie par la Préfecture de la Seine ; l'écart qui existe est assez difficile à expliquer, mais doit avoir pour origine la façon dont est pratiqué le dépouillement des feuilles des habitants de la banlieue décédés dans les hôpitaux de Paris. Dans le cas suivant, par exemple : pneumonie dans le cours d'une rougeole, le décès peut être inscrit à Paris à la colonne rougeole, quand dans la commune il figurera à celle de la pneumonie, et *vice versa*.

Cette mortalité élevée dans l'arrondissement de Saint-Denis tient au grand nombre des décès pendant la première année. Sur 10.520, on en compte en effet 2.632 d'enfants au-dessous d'un an, soit près du quart (3,99).

Des améliorations sanitaires ont dû néanmoins être réalisées dans cet arrondissement, à en juger par le tableau suivant que nous dressons à l'aide de nos précédents rapports.

ANNÉES	NOMBRE des DÉCÈS	POPULATION	MORTALITÉ pour 1.000 HABITANTS
1881.	8.130	237.852	34,18
1882.	8.678	307.979	28,17
1883.	9.061	»	29,45
1884.	8.900	»	28,89
1885.	8.564	»	27,80
1886.	9.074	351.941	25,78
1887.	9.133	»	25,95
1888.	9.857	»	25,16
1889.	8.405	»	23,88
1890.	10.030	»	28,49
1891.	10.510	403.596	26,01

Eu égard à la mortalité moyenne des dix années 1881-90 qui a été de 23,97, la mortalité générale en 1891 est bien lourde et elle mérite de fixer l'attention des Municipalités de l'arrondissement.

Sur ces 10.510 décès, 824 sont dus à des maladies épidémiques, soit une mortalité par ces maladies dans l'arrondissement de 2,03 par 1.000 habitants, en diminution sur celle de l'année précédente (2,54).

Décès par maladies épidémiques dans l'arrondissement de Saint-Denis.

	1881	1882	1883	1884	1885	1886	1887	1888	1889	1890	1891
Fièvre typhoïde. .	286	342	307	257	193	160	200	149	198	155	160
Variole.	176	78	54	9	59	39	124	33	17	19	7
Rougeole.	118	118	104	137	170	128	236	156	182	253	162
Scarlatine	51	13	11	14	24	61	32	33	10	23	25
Coqueluche. . . .	68	26	116	66	36	80	78	48	31	70	86
Diphtérie.	251	360	362	285	215	268	291	352	300	251	236
Diarrhée cholériforme .	236	134	108	108	110	110	93	68	117	123	148
Choléra	»	»	»	96	»	»	»	»	»	»	»

La mortalité épidémique depuis 1881 s'est abaissée et elle est cette année inférieure de plus de la moitié à celle de 1881.

ANNÉES	NOMBRE des DÉCÈS	POPULATION	MORTALITÉ pour 1.000 HABITANTS
1881.	1.486	237.852	4,98
1882.	1.071	307.979	3,47
1883.	1.062	»	3,44
1884.	972	»	3,15
1885.	807	»	2,62
1886.	846	351.941	2,40
1887.	1.054	»	2,99
1888.	889	»	2,52
1889.	855	»	2,42
1890.	894	»	2,54
1891.	824	403.596	2,03

Le tableau I donne par canton, par commune et par mois la statistique obituaire des maladies épidémiques en 1891. On y relève dans le *canton de Courbevoie* 194 décès, soit 1,97 par 1.000 habitants, mortalité plus faible que celle de 1890 (2,01) ; — dans le *canton de Neuilly* 251 décès, soit 1,89 par 1.000 habitants, mortalité inférieure à celle de l'année dernière (2,34) ; — dans le *canton de Pantin* 143 décès, soit 2,42 par 1.000 habitants, au lieu de 2,73 comme en 1890 ; — dans le *canton de Saint-Denis* 236 décès, soit 2,06 par 1.000 habitants, au lieu de 3,07 comptés en 1890.

Dans le canton de Courbevoie, la mortalité continue à décroître depuis trois ans ; elle s'abaisse également dans les cantons de Neuilly et de Pantin, mais c'est particulièrement dans le canton de Saint-Denis que cette influence heureuse s'est fait sentir cette année.

Mortalité épidémique par canton.

	1889	1890	1891	
Canton de Courbevoie.	2,40	2,01	1,97	par 1.000 habitants.
— Neuilly....	2,10	2,34	2,01	—
— Pantin.....	2,82	2,73	2,42	—
— Saint-Denis.	2,54	3,07	2,06	—

La léthalité épidémique est inférieure au douzième de la mortalité générale (12,75).

Décès par maladies épidémiques, par mois, en 1891.

	JANVIER	FÉVRIER	MARS	AVRIL	MAI	JUIN	JUILLET	AOÛT	SEPTEMBRE	OCTOBRE	NOVEMBRE	DÉCEMBRE	ANNÉE
Fièvre typhoïde. .	14	14	10	12	10	6	13	10	10	22	23	16	160
Variole.	1	1	»	»	2	»	»	2	1	»	»	»	7
Rougeole.	4	13	4	22	16	27	19	14	8	6	13	16	162
Scarlatine	»	»	1	5	7	2	1	1	1	2	2	3	25
Coqueluche. . . .	8	5	12	13	6	5	18	3	4	7	2	3	86
Diphtérie.	24	30	38	45	28	14	10	11	6	3	12	15	236
Diarrhée cholériforme.	»	2	1	3	4	10	31	38	39	11	7	2	148

Quant à leur mortalité épidémique, les communes des quatre cantons peuvent être ainsi classées :

1.	Bondy.	0,004.672
2.	Gennevilliers.	0,003.940
3.	Suresnes.	0,003.093
4.	Pré-Saint-Gervais.	0,002.949
5.	Noisy-le-Sec	0,002.945
6.	Pantin.	0,002.517
7.	Puteaux.	0,002.493
8.	Clichy.	0,002.345
9.	Neuilly	0,002.170
10.	Aubervilliers.	0,002.038
11.	Bobigny	0,001.948
12.	La Courneuve	0,001.945
13.	Nanterre.	0,001.947
14.	Les Lilas	0,001.870
15.	Drancy	0,001.811
16.	Boulogne	0,001.688

17.	Asnières	0,001.685
18.	Dugny	0,001.636
19.	Bagnolet	0,001.632
20	Levallois	0,001.505
21	Saint-Denis	0,001.483
22.	Villetaneuse	0,001.392
23.	Colombes	0,001.321
24.	Courbevoie	0,001.306
25.	Épinay	0,001.157
26.	Le Bourget	0,000.885
27.	Ile-Saint-Denis	0,000.861
28.	Pierrefitte	0,000.548
29.	Romainville	0,000.474
30.	Saint-Ouen	0,000.308
31.	Stains	0,000.000

Des 31 communes de l'arrondissement, une seule, cette année, Stains, a été épargnée.

La *diphtérie* tient le premier rang de l'échelle comparée des maladies épidémiques, avec 236 décès, c'est-à-dire, cependant, avec 15 de moins qu'en 1890.

La *rougeole*, qui occupait en 1890 le premier rang, tombe au second en 1891 avec 162 décès, c'est-à dire avec 91 décès de moins que l'année précédente.

La *fièvre typhoïde* tient le troisième rang avec 160 décès, 5 de plus qu'en 1890.

La *variole*, avec 7 décès, 12 de moins qu'en 1890, et la scarlatine, avec 25 décès, 2 de plus qu'en 1890, n'ont causé à elles deux que 32 décès, c'est-à-dire le vingt-sixième environ des décès épidémiques.

La *diarrhée cholériforme* a fait 148 victimes et compte 25 décès de plus qu'en 1890, soit près du cinquième de la mortalité épidémique (5,57) et la *coqueluche*, avec 86 décès, 16 de plus qu'en 1890, en a causé près du dixième (9,58).

Le tableau II et les graphiques traduisent cette mortalité de la manière suivante :

	1889	1890	1891
	—	—	—
Diphtérie...........	300	251	236
Rougeole..........	182	253	162
Fièvre typhoïde......	198	155	160
Variole.............	17	19	7
Scarlatine...........	10	23	25
Coqueluche.........	31	70	86
Diarrhée cholériforme.	117	123	148
	855	894	824

Il y a donc eu 70 décès de moins qu'en 1890 et 31 de moins qu'en 1889.

Examinons maintenant les particularités de chacune de ces maladies.

A. — Diphtérie.

La diphtérie, en 1891, a fait 15 victimes de moins qu'en 1890 et détermine cette année 236 décès au lieu de 251.

Sur ces 236 décès, 64 ont eu lieu dans le canton de Courbevoie ; 88 dans le canton de Neuilly; 30 dans le canton de Pantin et 54 dans le canton de Saint-Denis.

Cette décomposition de la mortalité par canton nous donne pour chacun d'eux la léthalité proportionnelle :

	Années			
	1890	1891		
	—	—		
Canton de Courbevoie....	0,65	0,65	par 1.000	habitants.
— Neuilly.......	0,56	0,66	—	—
— Pantin.......	1,21	0,52	—	—
— Saint-Denis...	0,69	0,47	—	—

Le canton de Courbevoie n'est pas plus éprouvé qu'en 1890, celui de Neuilly voit sa mortalité s'élever de 0,56 à 0,66. Dans le canton de Pantin, il y a une amélioration très marquée : de 1,21 la mortalité tombe à 0,52; dans le canton de Saint-Denis : diminution constante depuis 1887, avec une mortalité de 0,47; c'est le moins frappé des quatre cantons.

Ainsi que le montre le résumé ci-dessous, le sexe féminin a été plus atteint que le sexe masculin qui compte deux adultes :

ADULTES		ENFANTS	
HOMMES	FEMMES	GARÇONS	FILLES
2	»	110	124
2		234	

La diphtérie a son maximum de mortalité pendant le mois d'avril avec 45 décès; elle en avait causé 38 en mars, 30 en février et 24 en janvier; en mai elle fait encore 28 victimes, puis 14 en juin, 10 en juillet, 11 en août, 6 en septembre, 3 seulement en octobre pour s'élever à 12 en novembre et à 15 en décembre.

Le plus grand nombre des décès a eu lieu à Neuilly : on en a compté 29, quand, en 1890, il n'y en avait eu que 9; viennent ensuite les communes de Clichy où ont été enregistrés 27 décès, de Boulogne 22, d'Aubervilliers 20, de Saint-Denis 19, de Puteaux 16, de Pantin 15, de Gennevilliers 12, de Saint-Ouen 11, de Courbevoie, de Suresnes et de Levallois-Perret avec chacune 10, de Colombes 8, d'Asnières 7, du Pré-Saint-Gervais 4, des Lilas 3, de Bagnolet, de Bondy, de Noisy-le-Sec et de l'Ile Saint-Denis avec chacune 2, de Nanterre, de Bobigny, du Bourget, d'Épinay et de Villeneuve avec chacune 1.

Drancy, Romainville, La Courneuve, Dugny, Pierrefitte et Stains n'ont eu aucun décès diphtérique.

Au point de vue de la mortalité proportionnelle, les communes frappées se rangent ainsi :

Décès.				
12	Gennevilliers..	2,05	par 1.000	habitants.
1	Villetaneuse....	1,39	—	—
10	Suresnes.......	1,18	—	—
29	Neuilly........	0,98	—	—
16	Puteaux.......	0,90	—	—
2	Ile Saint-Denis .	0,88	—	—
27	Clichy.........	0,87	—	—
20	Aubervilliers...	0,79	—	—
15	Pantin........	0,68	—	—
22	Boulogne......	0,67	—	—
1	Bobigny.......	0,64	—	—
10	Courbevoie.....	0,56	—	—
2	Bondy	0,54	—	—
4	Pré-Saint-Gervais	0,49	—	—
3	Les Lilas......	0,46	—	—
1	Le Bourget....	0,44	—	—
8	Colombes.....	0,42	—	—
11	Saint-Ouen.....	0,42	—	—
1	Épinay.......	0,38	—	—
19	Saint-Denis....	0,37	—	—
7	Asnières.......	0,35	—	—
2	Noisy-le-Sec....	0,34	—	—
2	Bagnolet.......	0,32	—	—
1	Nanterre.......	0,09	—	—
10	Levallois-Perret.	0,02	—	—
236				

Depuis 1889, la diphtérie continue à décroître à Saint-Denis. Avec 19 décès, elle a fait cette année 5 victimes de moins qu'en 1890 et 20 de moins qu'en 1889.

La statistique des diphtériques traités à l'hôpital de Saint-Denis indique une diminution dans le nombre des entrées : 11 admissions au lieu de 13 inscrites en 1890.

Sur ces 11 cas de croup-diphtérie, la trachéotomie a été par nos soins pratiquée trois fois, elle a donné une guérison.

ANNÉES	NOMBRE DE CAS	NON OPÉRÉS		OPÉRÉS	
		GUÉRIS	DÉCÉDÉS	GUÉRIS	DÉCÉDÉS
1891.	11	2	6	1	2

Aucun cas intérieur de diphtérie n'a été constaté à l'hôpital où les diphtériques sont traités, comme nous avons déjà eu l'occasion de l'indiquer, dans des pavillons isolés, par un personnel distinct. Il en a été du reste de même pour les autres maladies contagieuses à l'égard desquelles sont appliquées les mêmes dispositions.

Notre collègue et ami, le Dr Dupuy, médecin de l'hôpital de Saint-Denis, a donné dans *le Progrès médical* (nos 50-52, de 1891) une description très instructive du fonctionnement, dans cet établissement, du service des maladies infectieuses, de 1882 à 1890.

La recherche du domicile des malades décédés tant à l'hôpital qu'en ville nous apprend que sur les 19 décès de l'année, 8 ont eu lieu dans le quartier de la Plaine, où, dans plusieurs cités ou maisons se trouvent réunies nombre de conditions favorables à la propagation des maladies contagieuses, telles que l'encombrement, la misère, etc.

Pour ces 19 décès, l'âge se décompose ainsi :

Adulte : 1.

SEXE MASCULIN	SEXE FÉMININ
1 (53 ans.)	»

Enfants : 18.

	1 AN	2 ANS	3 ANS	4 ANS	5 ANS	6 ANS	7 ANS	8 ANS	9 ANS	10 ANS	11 ANS	12 ANS	TOTAUX
Sexe masculin . .	2	1	1	»	»	»	1	»	»	1	»	»	6
Sexe féminin. . .	1	5	4	»	1	1	»	»	»	»	»	»	12
	3	6	5	»	1	1	1	»	»	1	»	»	18

Sur les 18 décès d'enfants, 17 ont eu lieu au-dessous de 8 ans, 6 sont ceux de garçons, et 12 ceux de filles.

Dans l'arrondissement de Saint-Denis, les décès sont ainsi répartis par mois :

Décès par croup-diphtérie, par mois, en 1891.

NOMBRE	JANVIER	FÉVRIER	MARS	AVRIL	MAI	JUIN	JUILLET	AOUT	SEPTEMBRE	OCTOBRE	NOVEMBRE	DÉCEMBRE
50												
40												
30												
20												
10												
0												
	24	30	38	45	28	14	10	11	6	3	12	15

Ces 236 décès, quant à l'âge et au sexe, comprennent :

Adultes : 2.

SEXE MASCULIN	SEXE FÉMININ
2 (53 ans et 85 ans.)	»

Enfants : 234

	1 AN	2 ANS	3 ANS	4 ANS	5 ANS	6 ANS	7 ANS	8 ANS	9 ANS	10 ANS	11 ANS	12 ANS	13 ANS	14 ANS
Sexe masculin . .	22	29	20	14	13	7	3	1	1	1	»	»	1	»
Sexe féminin. . .	17	42	21	15	14	5	3	3	1	»	1	»	»	»
	39	71	41	29	27	12	6	4	2	1	1	»	1	»

De ces 234 décès, 112 appartiennent au sexe masculin et 122 au sexe féminin.

Parmi les communes où la diphtérie a surtout sévi se trouvent celles de Neuilly, de Puteaux, de Clichy, de Boulogne et de Pantin.

La diphtérie a causé à l'Ile Saint-Denis et à Villetaneuse la totalité des décès épidémiques, plus de la moitié de ces décès à Gennevilliers, la moitié au Bourget, près de la moitié à Courbevoie et à Neuilly, plus du tiers à Puteaux, Suresnes, Boulogne, Clichy et Aubervilliers, le tiers à Épinay et à Bobigny, près du tiers à Colombes, le quart aux Lilas, près du quart à Pantin et à Romainville, plus du cinquième à Saint-Denis, le cinquième à Bagnolet, le sixième à Levallois-Perret, plus du septième à Saint-Ouen, le huitième à Bondy et à Noisy-le-Sec et le vingtième seulement à Nanterre.

Quand la diphtérie a produit 1,02 décès à Paris pour 10.000 habitants, elle en a fait, pour ne parler que des communes les plus importantes de l'arrondissement, à Saint-Denis 3,72, à Levallois-Perret 2,52, à Boulogne 6,75, à Clichy 8,79, à Neuilly 9,85, à Saint-Ouen 4,23, à Aubervilliers 7,99, à Pantin 6,86, à Asnières 3,57, à Colombes 4,28, à Puteaux 9,06 et à Courbevoie 5,68.

Une telle statistique montre bien la nécessité de prendre des mesures énergiques contre cette maladie, au premier rang desquelles l'isolement du malade et la désinfection méthodique des locaux et des objets contaminés. C'est particulièrement en raison de l'âge des décédés, sur les crèches, les asiles et les écoles enfantines qu'une surveillance attentive doit être exercée. Les désinfections opérées au Bourget, où le croup-diphtérie a fait l'année dernière de cruels ravages, n'ont-elles pas été efficaces, puisqu'il n'y a eu cette année dans cette commune qu'un seul décès dû à la diphtérie, au mois de février.

Cette mortalité élevée de la diphtérie dont le contage est très étroit s'abaisserait certainement dans les autres communes par l'application rigoureuse de mesures prophylactiques; malheureusement, à l'occasion des 236 décès qu'a déterminés cette maladie, la désinfection des objets contaminés, 58 fois n'a pas été — officiellement du moins — exécutée et il est très probable que dans les 178 opérations constatées plusieurs même ont dû être pratiquées dans des locaux où il n'y avait pas eu de décès.

B. — Fièvre typhoïde

Dans l'arrondissement, la fièvre typhoïde a fait 39 victimes par 100.000 habitants, quand à Paris elle n'en tuait que 22.

Elle occupe, comme l'année précédente, le troisième rang de la mortalité zymotique avec 160 décès, c'est-à-dire toutefois avec cinq décès de plus qu'en 1890.

Dans le canton de Courbevoie 47 décès ont eu lieu, 40 dans le canton de Neuilly, 17 dans le canton de Pantin et 56 dans le canton de Saint-Denis.

Depuis trois ans, la mortalité comparée dans chaque canton a été la suivante :

	1889	1890	1891	
	—	—	—	
Canton de Courbevoie.	6,9	6,7	4,8	par 10.000 habitants.
— Neuilly....	6,2	4,2	3,0	—
— Pantin....	3,2	2,6	2,8	—
— Saint-Denis.	4,9	3,6	4,9	—

Les décès continuent à diminuer dans les cantons de Courbevoie et de Neuilly ; ils sont plus nombreux dans le canton de Pantin qu'en 1890 et dépassent aussi dans le canton de Saint-Denis ceux de 1890.

Ainsi que le montre le résumé ci-dessous, les adultes, comme de coutume, ont surtout été frappés et parmi eux le sexe masculin a été spécialement atteint.

Des enfants, ce sont les filles qui ont payé la plus large part à la dîme mortuaire.

Décès par Fièvre typhoïde, par mois, en 1891.

MOIS	ADULTES		ENFANTS	
	HOMMES	FEMMES	GARÇONS	FILLES
Janvier	6	5	1	2
Février	6	4	1	3
Mars	1	6	2	1
Avril	3	3	»	6
Mai	5	1	2	2
Juin	2	1	»	3
Juillet	4	4	»	5
Août	4	1	4	1
Septembre	2	5	1	2
Octobre	8	5	2	7
Novembre	9	8	3	3
Décembre	5	5	1	5
	55	48	17	40
	103		57	

Quant à l'âge ces décès sont ainsi répartis :

Adultes : 103

ADULTES	15 à 30 ANS	31 à 40 ANS	41 à 50 ANS	51 à 60 ANS	61 à 70 ANS	71 à 80 ANS
Sexe masculin.	35	11	4	2	1	2
Sexe féminin . .	33	8	3	3	1	»
	68	19	7	5	2	2

Enfants : 57.

	1 AN	2 ANS	3 ANS	4 ANS	5 ANS	6 ANS	7 ANS	8 ANS	9 ANS	10 ANS	11 ANS	12 ANS	13 ANS	14 ANS
Sexe masculin . .	1	»	1	4	»	2	»	1	2	»	1	5	1	3
Sexe féminin. . .	2	2	3	1	4	4	3	2	1	»	2	3	6	3
	3	2	4	5	4	6	3	3	3	»	3	8	7	6

La fièvre typhoïde atteint son maximum de mortalité au mois de novembre avec 23 décès et son minimum au mois de juin avec 6 décès.

Ce sont, avec le mois de novembre, les mois d'octobre (22 décès) et de décembre (16) qui sont les plus chargés.

Dans nos rapports annuels, nous avons nombre de fois, depuis 1881, appelé l'attention sur la mortalité par fièvre typhoïde dans l'arrondissement de Saint-Denis et en 1883 nous établissions que dans plusieurs communes qui le composent la mortalité était plus élevée qu'à Paris.

Ainsi sur 10.000 habitants la mortalité a été :

ANNÉES	PARIS	CLICHY	LEVALLOIS	SAINT-OUEN	SURESNES	PUTEAUX	BOULOGNE	COURBEVOIE
1881	9,5	17,2	14,9	18,6	24,34	13,9	9,74	11,73
1882	10,36	13,9	16,5	16,3	14,26	12,8	13,94	6,61
1883	7,8	12,3	15,5	18,8	9,98	12,1	11,23	9,24

Il est important, ajoutions-nous, de faire remarquer que Saint-Denis, dont les conditions générales (situation topographique, milieu industriel, etc.), se rapprochent tant de celles de Puteaux, de Levallois-Perret, de Clichy et de Saint-Ouen n'a, pendant cette même période, qu'une mortalité comparativement peu élevée :

Saint-Denis... { 1881...... 8,30
1882....... 7,74
1883....... 8,22

C'est à la bonne qualité de l'eau distribuée dans la ville de Saint-Denis (eau de puits artésien), disions-nous, qu'il fallait attribuer cette immunité relative.

A cette époque, la pathogénie de la fièvre typhoïde était encore obscure, l'origine fécale par les émanations ou par l'eau des boissons était déjà pour quelques-uns, il est vrai, une doctrine, mais la présence d'un germe isolable et cultivable était encore par beaucoup mise en doute malgré les recherches de Gaffky sur le microbe typhique, bâtonnet déjà décrit par Eberth.

L'étiologie nettement établie aujourd'hui de cette maladie épidémique et la part prépondérante qu'il faut faire à l'eau dans la véhiculation du bacille d'Eberth dictent les mesures de prophylaxie à prendre : alimenter les communes d'eau salubre et distribuer cette eau par une canalisation spéciale. Dans l'arrondissement de Saint-Denis, deux communes seulement, Saint-Denis et l'Ile Saint-Denis, bénéficient de ces dispositions sanitaires et il nous paraît urgent de fournir à la banlieue une eau moins polluée que celle de la Seine ou de l'Oise.

Dans deux récents rapports, présentés au Conseil d'hygiène et de salubrité de la Seine, l'un par M. Schutzenberger, au sujet des eaux distribuées à Meudon et dans les communes voisines, et l'autre par M. Hétier, à propos de l'alimentation en eau potable des communes de la banlieue, les deux rapporteurs ont reconnu le besoin pressant de fournir à la banlieue parisienne de l'eau salubre pour les usages privés.

Pour montrer la situation fâcheuse dans laquelle se trouve la banlieue de Paris au point de vue sanitaire, il suffit, pensons-nous, dans l'espèce, puisque la démographie est le juge de l'hygiène, d'indiquer pour les arrondissements de Saint-Denis et de Sceaux le taux de la mortalité générale et de la mortalité par fièvre typhoïde, car c'est à l'abaissement de la mortalité générale et à la diminution de la fièvre typhoïde qu'est appréciée habituellement la situation hygiénique d'une localité.

		Mortalité générale.	Mortalité typhique.
Arrondissement de Saint-Denis	1882....	28,17 par 1.000 hab.	11,10 par 10.000 hab.
	1891....	26,01 —	3,91 —

		Mortalité générale.	Mortalité typhique.
Arrondissement de Sceaux	1882....	24,44 par 1.000 hab.	5,22 par 10.000 hab.
	1891....	27,38 —	2,58 —

La comparaison des années 1882 et 1891 traduit bien une amélioration générale dans l'arrondissement de Saint-Denis, mais celle-ci laisse beaucoup à désirer encore quand on la rapproche de celle de Paris pendant les mêmes périodes :

		Mortalité générale.	Mortalité typhique.
Paris.........	1882....	25,38 par 1.000 hab.	10,36 par 10.000 hab.
	1891....	22,23 —	2,24 —

Dans l'arrondissement de Sceaux, si la mortalité par fièvre typhoïde diminue, la mortalité générale, déjà grande, par contre s'élève, les conditions de salubrité dans cette partie de la banlieue ne sont donc pas beaucoup plus favorables que dans l'autre, cependant l'arrondissement de Sceaux, situé en amont de Paris, paye un tribut moins lourd à la fièvre typhoïde.

La décomposition de la mortalité typhique par commune dans l'arrondissement de Saint-Denis, montre mieux encore l'influence qu'exerce la qualité de l'eau distribuée, il nous suffit du reste de donner la statistique de 1891.

Communes ayant plus de 10.000 habitants.

CANTON DE NEUILLY

11 décès. Boulogne........... 3,37 par 10.000 habitants... 32.569 habitants.
Eau de Seine prise au pont de Sèvres et à Choisy-le-Roi (1).

6 — Neuilly............. 2,03 par 10.000 habitants... 29.444 —
Eau de Seine prise à Port-à-l'Anglais et au Pont de Neuilly.

12 — Levallois-Perret.... 3,03 par 10.000 habitants... 39.857 —
Eau de Seine prise à Port-à-l'Anglais et au Pont de Neuilly.

11 — Clichy-la-Garenne... 3,58 par 10.000 habitants... 30.698 —
Eau de Seine prise à Saint-Denis et eau de l'Oise à Méry.

CANTON DE COURBEVOIE

7 — Puteaux............ 3,96 par 10.000 habitants... 17.646 —
Eau de Seine prise à Suresnes.

9 — Nanterre........... 8,62 par 10.000 habitants... 10.430 —
Eau de Seine prise à Suresnes.

6 — Courbevoie.......... 3,40 par 10.000 habitants... 17.597 —
Eau de Seine prise à Suresnes.

11 — Asnières........... 5.61 par 10.000 habitants... 19.575 —
Eau de Seine prise à Suresnes.

6 — Colombes.......... 3,19 par 10.000 habitants... 18.918 —
Eau de Seine prise à Suresnes.

CANTON DE SAINT-DENIS

22 — Saint-Ouen.......... 8,47 par 10.000 habitants... 25.969 —
Eau de Seine prise à Saint-Denis.
Eau de l'Oise prise à Méry.
Puits artésien.

17 — Aubervilliers....... 6,79 par 10.000 habitants... 25.022 —
Eau de Marne prise à Neuilly-sur-Marne.

---

(1) Nous empruntons à un très important rapport de M. Hétier (*Alimentation en eau des Communes du département de la Seine*) l'indication des prises d'eau.

14 — Saint-Denis .... 2,74 par 10.000 habitants... 50.992 —
Eau de Seine prise à Saint-Denis.
Eau de l'Oise prise à Méry.
Canalisation artésienne.

Alimentation en eau des communes du département de la Seine.

CANTON DE COURBEVOIE

Asnières	Eau de Seine prise à Suresnes.
Colombes	
Courbevoie	
Gennevilliers	
Nanterre	
Puteaux	
Suresnes	

CANTON DE NEUILLY

Boulogne	Eau de Seine prise au pont de Sèvres et à Port-à-l'Anglais.
Clichy	Eau de Seine prise à Saint-Denis et eau de l'Oise à Méry.
Levallois	Eau de Seine prise à Port-à-l'Anglais et au pont de Neuilly.
Neuilly	

CANTON DE PANTIN

Bagnolet	Eau de Marne prise à Neuilly-sur Marne.
Bobigny	Puits.
Bondy	Eau de Marne prise à Neuilly-sur-Marne.
Le Bourget	
Drancy	Puits.
Les Lilas	Eau de Marne prise à Neuilly-sur-Marne.
Noisy-le-Sec	
Pantin	
Pré-Saint-Gervais	
Romainville	

CANTON DE SAINT-DENIS

Aubervilliers	Eau de Marne prise à Neuilly-sur-Marne.
La Courneuve	Puits.
Dugny	Puits.
Epinay	Eau de l'Oise prise à Méry.
Ile Saint-Denis	Puits artésien : canalisation spéciale.
Pierrefitte	Eau de l'Oise prise à Méry.
Saint-Denis	Puits artésien. — Canalisation spéciale. — Eau de Seine prise à Saint-Denis et eau de l'Oise à Méry.
Saint-Ouen	Eau de Seine prise à Saint-Denis et eau de l'Oise à Méry. — Puits artésien.
Stains	Puits artésien.
Villetaneuse	Eau de l'Oise prise à Méry.

Dans deux importantes communes de l'arrondissement de Saint-Denis la mortalité est faible : à Neuilly, elle est inférieure à celle de Paris et c'est à la condition aisée de sa population, croyons-nous, qu'il faut attribuer cette immunité relative, quand à Saint-Denis c'est à la canalisation artésienne qu'elle est due. Cette dernière ville, située en aval du collecteur d'Asnières et recevant le collecteur du nord, se trouve en effet sur un point de la Seine où la pollution de l'eau est telle que sa mortalité devrait être égale, au moins, à celle de Saint-Ouen, si pour son alimentation elle faisait un abondant usage de l'eau distribuée par la Compagnie des Eaux.

La mortalité n'a été excessive, reconnaissons-le, pendant l'année dans aucune des communes de l'arrondissement, elle est cependant trop élevée par rapport à Paris et son taux certainement augmenterait, comme nous l'avons constaté dans la période triennale 1881-1883, si la fièvre typhoïde sévissait sévèrement à Paris.

En acceptant pour mortalité moyenne celle de 9,5 0/0 des cas, constatée à l'hôpital de Saint-Denis pendant les années 1890 et 1891, et qui est assez faible, il y aurait encore eu dans l'arrondissement 1.684 cas de fièvre typhoïde pendant l'année.

L'urgence s'impose donc, on le voit, de pourvoir d'eau salubre la population de la banlieue parisienne qui compte 693.638 habitants dans ses deux arrondissements, et cette mesure paraît même plus pressante pour les communes placées en aval de Paris.

Cette influence de la qualité de l'eau sur la marche de la fièvre typhoïde, nous allons la retrouver en étudiant plus loin d'une façon particulière cette affection à Saint-Denis.

Si le choléra venait à éclater, les communes situées en aval de Paris et alimentées en eau de Seine auraient certainement à lui payer aussi un lourd tribut.

Quand dans le canton de Saint-Denis la mortalité a été de 4,9 par 10.000 habitants, à Saint-Denis elle n'est que de 2,7, mortalité inférieure à celle des deux dernières années ; à Saint-Ouen elle ne cesse de s'élever et arrive à 8,40 ; à Boulogue, de 5,6 en 1890, elle tombe à 3,3 ; à Aubervilliers elle remonte de 4,4 à 6,7; à Levallois-Perret elle continue à diminuer, de 4,7 elle s'abaisse à 3,0 ; à Nanterre on compte 8,6 par 10.000 habitants.

Depuis deux ans le canton de Pantin est particulièrement favorisé : à Pantin la mortalité est de 3,2.

Signalons qu'aucun décès typhique n'a été enregistré à Bondy, au Pré-Saint-Gervais, à Romainville, à Dugny, à l'Ile Saint-Denis, à Stains et à Villetaneuse.

Alimentation en eau dans ces communes :

Dugny	Puits particuliers.
Ile Saint-Denis	Canalisation d'eau artésienne.
Stains	Puits artésien.
Bondy	Eau de la Marne prise à Neuilly-sur-Marne.
Pré-Saint-Gervais	
Romainville	

Nous avions déjà fait remarquer, dans nos rapports annuels et dans celui de 1888 notamment, qu'aucune de ces communes, où les cas de fièvre typhoïde sont rares, ne recevait d'eau de Seine.

Examinons maintenant la situation de Saint-Denis, la plus importante commune de l'arrondissement, qui compte 50.992 habitants.

En 1891 ont été traités à l'hôpital de Saint-Denis 85 typhiques sur lesquels 80 ont guéri et 5 sont morts, ce qui donne une mortalité de 8,5 0/0 des cas, mortalité inférieure à celle de l'année 1890, où elle était de 12,30.

Dans ce tableau est résumée la statistique de ces 85 cas :

1891	ADULTES				ENFANTS			
	SEXE MASCULIN		SEXE FÉMININ		SEXE MASCULIN		SEXE FÉMININ	
	GUÉRISONS	DÉCÈS	GUÉRISONS	DÉCÈS	GUÉRISONS	DÉCÈS	GUÉRISONS	DÉCÈS
Janvier	2	»	1	»	2	»	»	»
Février	2	»	1	»	2	»	1	1
Mars	2	»	6	»	»	»	»	»
Avril	2	»	3	»	»	»	»	1
Mai	2	»	»	»	»	»	»	»
Juin	4	»	1	»	»	»	1	»
Juillet	2	»	2	»	1	»	1	»
Août	3	»	1	»	2	»	1	»
Septembre	5	»	»	»	2	»	2	»
Octobre	5	»	1	»	1	»	»	»
Novembre	4	»	5	1	1	1	1	»
Décembre	4	1	4	»	»	»	»	»
TOTAL	37	»	25	1	11	1	7	2

La recherche du domicile des malades traités à l'hôpital révèle encore cette année, quant à leur répartition, quelques renseignements intéressants.

Sur ces 85 malades, 44, c'est-à-dire plus de la moitié, habitaient le quartier excentrique situé au sud de la ville : 4 la route de la Révolte, 9 la route du Landy, 8 le boulevard Ornano et 23 l'avenue de Paris.

Ces 44 cas ont formé plusieurs foyers; avenue de Paris 4 : l'un au n° 100 a fourni 5 cas, le second au n° 169, 3 cas, le troisième au n° 181, 2 cas, le quatrième au n° 59, 2 cas. Ces quatre foyers ont envoyé à l'hôpital plus de la moitié des malades provenant de cette partie de la commune; enfin route du Landy, n° 12, un foyer de 3 malades. Tous ces immeubles où la fièvre typhoïde fait chaque année de nombreuses victimes réunissent bien des causes d'insalubrité justiciables de l'intervention de la Commission des logements insalubres.

Quant aux 41 autres cas ils sont disséminés sur différents points du centre de la ville et n'ont donné lieu qu'à quatre foyers : l'un place du Marché, 9, 2 cas ; le second, rue Saint-Rémy, 1 *bis*, 2 cas ; le troisième, rue du Chemin-de-Fer, 25, 2 cas et le quatrième, rue des Poissonniers, 61, 2 cas également. Ces quatre foyers ont fourni près du cinquième (5,12) des cas de la ville proprement dite.

Ajoutons que des 14 décès constatés à Saint-Denis, y compris les 5 décédés de l'hôpital signalés plus haut, *neuf* sont du quartier excentrique de la Plaine : sept étaient de l'avenue de Paris (n°s 59, 81, 169, 183, 10, 54, 417) et deux de la route du Landy, n° 12.

Le quartier de la Plaine, situé au sud de la ville, qui comprend l'avenue de Paris, les routes du Landy, de la Révolte, le boulevard Ornano, une partie de la rue des Poissonniers et compte 10.143 habitants a donc envoyé 44 typhiques à l'hôpital, soit plus de la moitié des typhiques hospitalisés, et a supporté 9 décès.

Tandis que ce quartier comptait à lui seul 4,33 typhiques par 1.000 habitants et 8,87 décès par 10.000 habitants, le reste de la ville, sur une population de 40.849 habitants, n'avait que 1 typhique sur 1.000 habitants et 1,20 décès par 10.000 habitants.

Dans le quartier de la Plaine : la route de la Révolte, la route du Landy, le boulevard Ornano sont alimentés d'eau de Seine et de l'Oise ; l'avenue de Paris a deux canalisations, l'une d'eau fournie par la Cie des Eaux (eau de Seine ou de l'Oise), et l'autre d'eau artésienne ; mais sur cette avenue, des 23 typhiques, 14 habitaient le côté droit de la route (côté des numéros impairs) où se trouvent seulement des fontaines d'eau de Seine et 9 le côté gauche (côté des numéros pairs) alimenté en eau artésienne, il est vrai, mais très insuffisamment. Les 7 décès auxquels ont donné lieu ces 23 cas de fièvre typhoïde ont eu lieu : 5 du côté droit et 2 seulement du côté gauche.

La répartition topographique de cette maladie épidémique, nous le constatons depuis plusieurs années, est calquée à Saint-Denis sur la canalisation de l'eau de différente qualité, puisque le quartier de la Plaine le moins bien doté en eau artésienne est toujours le plus éprouvé quand la Ville proprement dite, où l'eau salubre est plus généreusement distribuée, jouit d'une immunité relative.

Nous pensons que la mortalité typhique qui, à Saint-Denis, pour l'ensemble de la commune, n'est pas excessivement élevée (2,74 par 10.000 habitants) pourrait cependant être très sensiblement abaissée encore si la Ville consentait quelques sacrifices pour parfaire son réseau d'eau d'alimentation au lieu de laisser se perdre sur la voie publique le débit de plusieurs puits artésiens. Les travaux projetés à cet effet n'ont pas été abandonnés, nous l'espérons, mais nous croyons devoir insister une fois de plus sur l'urgence de leur exécution.

C. — Fièvres éruptives.

Les fièvres éruptives n'ont causé en 1891 que 194 décès, 94 de moins qu'en 1890; ils se décomposent ainsi :

	1889	1890	1891
Rougeole	182	253	162
Variole.........	17	19	7
Scarlatine.......	10	23	25
	209	295	194

La diminution des décès porte, on le voit, surtout sur la rougeole. Si les cas de variole ont également diminué on constate une légère augmentation de ceux dus à la scarlatine.

1. — Rougeole.

La rougeole a fait 92 victimes de moins qu'en 1890. Elle tient le second rang des maladies épidémiques dont elle forme moins du cinquième (5,08).

Dans les trois premiers mois elle ne détermine que 21 décès; elle sévit d'une façon plus sévère pendant les mois d'avril, de mai, de juin où elle atteint son maximum avec 27 décès, de juillet et d'août. Sa mortalité s'abaisse pendant les mois de septembre et d'octobre pour remonter un peu en novembre et en décembre.

Sur les 162 décès de rougeole on en compte 77 du sexe masculin et 85 du sexe féminin, sur lesquels :

AGE	SEXE MASCULIN	SEXE FÉMININ	TOTAL
Enfants de 0 mois à 1 an	15	24	39
— 1 à 2 ans	32	31	63
— 2 à 4 ans	20	22	42
— 4 à 10 ans	10	7	17
— 10 à 15 ans	»	1	1
Adultes	»	»	»
	77	85	162

Des quatre cantons, le plus éprouvé est celui de Neuilly.

	1889	1890	1891		
Canton de Courbevoie	0,64	0,28	0,30	par 1.000	habitants.
— Neuilly	0,65	0,87	0,71	—	—
— Pantin	0,47	0,38	0,41	—	—
— Saint-Denis	0,38	1,06	0,31	—	—

Les communes de Colombes, de Bobigny, du Bourget, de Drancy, des Lilas, de Romainville, de La Courneuve, de Dugny, d'Épinay, de l'Ile-Saint-Denis, de Pierrefitte, de Stains et de Villetaneuse n'ont eu aucun décès rubéolique.

Des 162 décès, 144 sont ceux d'enfants au-dessous de 4 ans; des 18, au-dessus de cet âge, 17 sont ceux d'enfants de 4 à 10 ans, 1 celui d'un enfant de 10 à 15 ans. Les adultes ont été épargnés.

A l'hôpital de Saint-Denis, 7 rubéoleux ont été traités pendant les mois de novembre et de décembre et ont guéri. Il ne s'est déclaré aucun cas intérieur.

ADULTES		ENFANTS	
Hommes	Femmes	Garçons	Filles
—	—	—	—
»	15 ans.	2 (2 ans).	2 (3 et 6 ans).
			2 (4 et 6 ans).

Pendant l'année une épidémie assez grave de rougeole a régné à la maison d'éducation de la Légion-d'Honneur.

Cette épidémie qui a débuté le 17 janvier 1891 a pris fin dans les premiers jours d'avril : 79 personnes ont été atteintes sur lesquelles 76 élèves et 3 filles de service.

Des 475 élèves — de 9 ans à 17 ans — qui forment le personnel scolaire, 76 ont contracté la rougeole, malgré les mesures prophylactiques mises en œuvre et en particulier l'isolement précoce des enfants chez lesquelles on pouvait *soupçonner* quelque prodrome.

Suivant l'âge ces 76 cas se répartissent ainsi :

Enfants de	9 ans..........	1
—	10 ans..........	13
—	11 ans..........	11
—	12 ans..........	12
—	13 ans..........	11
—	14 ans..........	10
—	15 ans..........	13
—	16 ans..........	4
—	17 ans..........	1
		76

Les trois filles de service étaient âgées respectivement de 19, 20 et 22 ans et ont eu une rougeole régulière.

Toutes ces malades ont été traitées dans des locaux méthodiquement isolés des autres parties de l'infirmerie et par un personnel spécial.

Les pièces occupées, en cas de maladies contagieuses, sont situées au deuxième étage du bâtiment de l'infirmerie et comprennent : deux grandes pièces, l'une de 23 lits, l'autre de 12 lits, deux petites pièces de 5 lits chacune et une troisième d'un seul lit; au total 46 lits. C'est dans ces petites pièces qu'ont été isolées les enfants atteintes de rougeole compliquée.

Le grand nombre de malades a rendu nécessaire l'accès du premier étage comprenant deux pièces de 11 lits chacune et une de 7 lits : total 29 lits, et où sont habituellement traitées les affections non-contagieuses.

Cette longue occupation des pièces où étaient placées les enfants, malgré les soins nombreux de désinfection quotidienne, s'est traduite toutefois par le développement de complications de plus en plus sérieuses en rapport avec cette durée et l'encombrement : les premiers cas de rougeole ont été très bénins : du 17 janvier au 9 février aucune complication chez vingt-sept malades; sur 44 nouvelles malades admises du 9 au 14 février on compte une pneumonie grave, une bronchite capillaire très intense, une parotidite suppurée ayant nécessité une intervention opératoire, une stomatite diphtéroïde, une attaque de rhumatisme infectieux, une conjonctivite secondaire, trois cas d'otite suppurée; du 14 au 21 février, époque où diminue l'encombrement des pièces, chez les cinq malades qui composent la dernière catégorie aucune complication n'apparaît.

Pendant toute la durée de l'épidémie il ne s'est déclaré à l'infirmerie aucun cas intérieur, toutes les malades venaient directement des classes.

Malgré les graves complications que nous venons de signaler, toutes les élèves se sont rétablies entièrement et le 13 avril la dernière malade quittait l'infirmerie.

2. — Scarlatine.

La scarlatine occupe, comme en 1890, le deuxième rang des fièvres éruptives avec 25 décès, deux de plus que l'année précédente :

Canton de	Courbevoie	7
—	Neuilly	10
—	Pantin	4
—	Saint-Denis	4
		25

Dans le canton de Courbevoie : 1 décès à Colombes, 1 à Gennevilliers et 5 à Puteaux où a dû exister un foyer épidémique, en raison de cette mortalité élevée.

Dans le canton de Neuilly : 3 à Boulogne, 1 à Clichy, 5 à Levallois-Perret et 1 à Neuilly.

Dans le canton de Pantin : 2 à Bondy, 1 à Pantin et 1 au Pré-Saint-Gervais.

Dans le canton de Saint-Denis : 1 à La Courneuve, 2 à Saint-Denis, 1 à Saint-Ouen.

Sur ces 25 décès on en compte 12 du sexe masculin, 13 du sexe féminin et sur ce nombre 20 enfants et 3 adultes.

AGE	SEXE MASCULIN	SEXE FÉMININ	TOTAL
Enfants de 1 mois à 1 an	3	»	3
— 1 à 2 ans	»	2	2
— 2 à 4 ans	2	5	7
— 4 à 10 ans	2	5	7
— 10 à 15 ans	3	»	3
Adultes	2	1	3
	12	13	25

Les adultes étaient âgés respectivement de 32 et de 17 ans (deux hommes) et de 22 ans (une femme).

A l'hôpital de Saint-Denis ont été reçus seulement 3 malades atteints de scarlatine qui tous ont guéri : deux enfants, l'un de 11 ans et l'autre de 14 ans, et 1 adulte de 31 ans. Aucun cas intérieur ne s'est déclaré.

ADULTES		ENFANTS	
Hommes	Femmes	Garçons	Filles
31 ans.	»	2 (11 et 14 ans).	»

3. — Variole.

La variole n'a fait que 7 victimes, 12 de moins qu'en 1890, et les 7 décès ont eu lieu dans les neuf premiers mois de l'année.

Canton de	Courbevoie....	1	Gennevilliers ...	1
—	Neuilly........	1	Neuilly	1
—	Pantin........	2	Les Lilas	1
			Noisy-le-Sec	1
—	Saint-Denis....	3	Saint-Ouen...	3
		7		7

Ces décès comprennent 6 individus du sexe masculin et 1 du sexe féminin, parmi lesquels :

AGE	SEXE MASCULIN	SEXE FÉMININ	TOTAL
De 1 jour à 1 an	5	»	5
De 1 an à 19 ans	»	»	»
De 20 à 39 ans	1	1	2
De 40 à 59 ans	»	»	»
De 60 et au-dessus	»	»	»
	6	1	7

Au nombre des décédés de 1 jour à 1 an on compte un enfant de 21 jours et quatre enfants âgés de 5 mois, de 7 mois, de 9 mois et de 2 ans.

Des adultes, l'un avait 39 ans et l'autre 23 ans.

La mortalité, on le voit, a été formée en majorité d'enfants dont l'âge porte à penser qu'ils n'avaient pas été vaccinés.

A l'hôpital de Saint-Denis aucun varioleux n'a été admis pendant l'année.

Dans cette importante commune (30.992 habitants) du reste, le service public des vaccinations et des revaccinations avec le vaccin de génisse fonctionne d'une manière très régulière.

Vaccinations	760
Revaccinations	704
	1.464

Les renseignements que nous avons pu recueillir sur le fonctionnement dans quelques communes du service public des vaccinations et des revaccinations nous ont appris qu'également par les soins de MM. Chambon et Dr Saint-Yves Ménard, directeurs de l'Institut de vaccinale animale, les opérations suivantes avaient été pratiquées à la mairie ou aux écoles :

COMMUNES	VACCINATIONS	REVACCINATIONS
Puteaux	36	118
Boulogne	»	365
Neuilly	1	205
Bagnolet	12	126
Les Lilas	27	»
Pantin	2	19
Romainville	50	134
Aubervilliers	»	434
Épinay	43	3
Saint-Ouen	»	437
	171	1.841
	2.012	

On ne saurait trop engager les communes de l'arrondissement qui ne les possèdent pas à prendre des dispositions semblables contre la plus facile à combattre des maladies épidémiques.

D. — Coqueluche.

A la coqueluche sont dus 86 décès, mortalité en excès de 16 sur celle de l'année précédente :

Canton de	Courbevoie..........	18
—	Neuilly..............	26
—	Pantin...............	11
—	Saint-Denis..........	31
		86

Dans le canton de Courbevoie la commune de Gennevilliers a été indemne.

Toutes les communes du canton de Neuilly ont été frappées mais Boulogne en particulier (10 décès), puis Clichy et Neuilly (7 décès chacune) alors que Levallois n'en a compté que 2.

Dans le canton de Pantin les communes de Bondy, du Bourget, de Drancy, des Lilas n'ont eu aucun décès.

Dans le canton de Saint-Denis, les communes de La Courneuve, de Dugny, d'Epinay, de l'Ile-Saint-Denis, de Pierrefitte, de Stains et de Villetaneuse n'ont pas eu de léthalité par coqueluche, mais sur les 31 décès du canton, Saint-Denis en compte 27, mortalité élevée qui témoigne de l'influence épidémique qui y a régné pendant les sept premiers mois de l'année.

Sur les 86 décès, 67 ont eu lieu dans les sept premiers mois de l'année et les 19 autres dans les cinq derniers mois.

Quant à l'âge, ils sont ainsi répartis :

AGE	SEXE MASCULIN	SEXE FÉMININ	TOTAL
De 0 à 1 an...............	21	19	40
De 1 à 2 ans...............	11	14	25
De 2 à 4 ans...............	6	8	14
De 4 à 6 ans...............	»	6	6
De 6 ans et au-dessus	1	»	1
	39	47	86

Le sexe féminin a été un plus frappé que le sexe masculin, mais de ces 86 décès, 79 sont ceux d'enfants au-dessous de 4 ans.

Dans la coqueluche l'âge, comme dans la rougeole, joue un rôle important au point de vue de la gravité de l'affection.

E. — Diarrhée cholériforme.

La diarrhée cholériforme qui, pendant les cinq premiers mois de l'année, n'avait produit que 10 décès, en détermine 10 en juin, 31 en juillet, 38 en août, 39 en septembre, 11 en octobre pour ne plus faire que 7 victimes en novembre et 2 en décembre, ce qui porte à 148 la mortalité due à cette affection, mortalité supérieure de 25 à celle de 1890.

Canton de Courbevoie.........	27
— Neuilly............	32
— Pantin............	37
— Saint-Denis.........	52
	148

Sur ces 148 décès, les bulletins portent 144 enfants et 4 adultes. Ces derniers ont dû succomber au choléra-nostras.

Sur les 142 enfants décédés de 0 à 2 ans et demi, l'élevage s'est fait de la façon suivante :

Sein..........................	51
Allaitement mixte (sein et biberon).	13
Biberon......................	78
Sans désignation de mode d'allaitement......................	2
	144

	DIARRHÉE CHOLÉRIFORME		TOTAL
	SEXE MASCULIN	SEXE FÉMININ	
Enfants de 0 à 1 mois	8	5	13
— de 1 à 6 mois	35	28	63
— de 6 mois à 1 an.	17	29	46
— de 1 an à 2 ans	9	11	20
— de 2 ans à 15 ans	1	1	2
Adultes.	3	1	4
	73	75	148

Plus de la moitié de ces enfants, pour lesquels le mode d'élevage est indiqué, avait été soumise à un allaitement mixte ou au biberon.

Comme la diarrhée infantile exerce ses ravages pendant la saison chaude et qu'elle paraît sous la dépendance de l'altération du lait par une température élevée, à défaut de lait frais ou vivant facilement altérable, qu'il ne saurait toutefois pas, pensons-nous, remplacer, le lait stérilisé, dont la conservation est facile, pourrait, à notre avis, être conseillé pour tenter d'abaisser la mortalité saisonnière si grande que payent les enfants à cette affection.

II. — Maladies virulentes.

Aucun décès par ces maladies ne figure en 1891 sur les bulletins nécrologiques dressés pour l'arrondissement par les soins de la Préfecture de Police.

Quatre mégissiers de la petite peau, atteints de pustule maligne, ont été traités à l'hôpital de Saint-Denis, dans notre service ; tous travaillaient des produits de provenance étrangère.

Trois ont guéri, le quatrième a succombé.

III. — Mesures prophylactiques.

Parmi les mesures prophylactiques exécutées dans l'arrondissement contre les maladies transmissibles, nous pouvons donner pour la première fois un état complet des désinfections opérées à l'aide de l'étuve mobile à vapeur sous pression des objets souillés et suspects :

	1889	1890	1891
	—	—	—
Canton de Courbevoie........	»	70	120
— Neuilly............	138	162	237
— Pantin............	57	67	61
— Saint-Denis.........	47	38	75
	242	337	493

L'étuve a fonctionné dans toutes les communes des cantons de Courbevoie et de Neuilly ; à Bobigny, au Bourget, à Noisy-le-Sec, à Pantin et au Pré-Saint-Gervais dans le canton de Pantin ; à Aubervilliers, à Epinay, à l'Ile-Saint-Denis, à Pierrefitte, à Saint-Denis, à Saint-Ouen et à Stains dans le canton de Saint-Denis.

Si l'emploi de l'étuve a été plus largement fait et est aujourd'hui mieux accepté des familles, le nombre des désinfections cependant est toujours loin de correspondre au chiffre des décès épidémiques (824) et par conséquent à celui des cas d'affections contagieuses.

Les tableaux suivants nous apprennent aussi que les 493 désinfections pratiquées n'ont pas toutes été faites pour des maladies épidémiques.

Canton de Courbevoie.

	ASNIÈRES	COLOMBES	COURBEVOIE	GENNEVILLIERS	NANTERRE	PUTEAUX	SURESNES
37 Diphtérie	6	14	3	6	1	3	4
39 Fièvre typhoïde	9	7	14	2	2	»	5
9 Rougeole	2	3	3	»	»	»	1
13 Scarlatine	5	2	3	»	»	1	2
2 Érysipèle	»	»	2	»	»	»	»
1 Cancer	»	1	»	»	»	»	»
7 Tuberculose pulmonaire	3	1	1	»	»	1	1
1 Méningite	»	1	»	»	»	»	»
1 Choléra-nostras	»	1	»	»	»	»	»
10 Causes non désignées	4	2	2	»	»	2	»
120	29	32	28	8	3	7	13

Canton de Neuilly.

	NEUILLY	LEVALLOIS	BOULOGNE	CLICHY
69 Diphtérie	28	16	11	14
89 Fièvre typhoïde	35	14	24	16
4 Rougeole	3	1	»	»
33 Scarlatine	17	4	6	6
6 Variole	4	1	»	1
31 Tuberculose pulmonaire	12	17	1	1
1 Choléra-nostras	»	1	»	»
3 Gale	2	1	»	»
1 Vermine?	1	»	»	»
237	102	55	42	38

Canton de Pantin.

	BAGNOLET	BOBIGNY	BONDY	LE BOURGET	DRANCY	LES LILAS	NOISY-LE-SEC	PANTIN	PRÉ-St-GERVAIS	ROMAINVILLE
30 Diphtérie.	»	2	»	1	»	»	1	20	6	»
9 Fièvre typhoïde . . .	»	1	»	»	»	»	2	6	»	»
9 Rougeole	»	»	»	»	»	»	1	8	»	»
2 Scarlatine.	»	»	»	»	»	»	1	1	»	»
3 Variole	»	»	»	»	»	»	»	3	»	»
2 Tuberculose.	»	»	»	»	»	»	»	2	»	»
1 Choléra.	»	»	»	»	»	»	1	»	»	»
5 Causes inconnues . .	»	5	»	»	»	»	»	»	»	»
61	»	8	»	1	»	»	6	40	6	»

Canton de Saint-Denis.

	AUBERVILLIERS	LA COURNEUVE	DUGNY	ÉPINAY	ILE-St-DENIS	PIERREFITTE	SAINT-DENIS	SAINT-OUEN	STAINS	VILLETANEUSE
42 Diphtérie	4	»	»	»	1	1	27	7	2	»
15 Fièvre typhoïde . . .	3	»	»	1	»	»	9	2	»	»
1 Rougeole.	»	»	»	»	»	»	1	»	»	»
7 Scarlatine.	»	»	»	»	»	»	7	»	»	»
3 Variole	»	»	»	»	»	»	»	3	»	»
4 Tuberculose.	»	»	»	»	»	»	4	»	»	»
1 Pneumonie	»	»	»	»	»	»	1	»	»	»
1 Erysipèle	»	»	»	»	»	»	1	»	»	»
1 Choléra-nostras . . .	»	»	»	»	»	»	»	»	1	»
75	7	»	»	1	1	1	50	12	3	»

Quant à la désinfection des locaux occupés par des malades atteints d'affections épidémiques, nous ne sommes en mesure ni d'indiquer par quels procédés elle a été faite (sulfuration ou pulvérisations antiseptiques), ni combien de fois on y a eu recours.

S'il fallait en juger par ce qui s'est, à notre connaissance, pratiqué à Saint-Denis, elle serait entièrement insuffisante.

Il y a donc lieu de compléter les mesures prophylactiques en usage aujourd'hui, par l'organisation d'une équipe de désinfecteurs par canton. Les mêmes personnes qui sont chargées de faire la désinfection des objets contaminés au moyen de l'étuve mobile, pourraient très bien exécuter les pulvérisations, préférables pour la désinfection des locaux à la sulfuration. Un avantage précieux, entre autres, de ce mode de désinfection est de ne pas obliger les familles pauvres à abandonner leurs logements, tout en assurant une désinfection sinon plus, tout au moins aussi efficace que celle de l'acide sulfureux qui, pour être bien faite, est difficile.

Dans l'état des désinfections opérées avec l'étuve, nous relevons 44 désinfections pour la tuberculose; on ne saurait trop préconiser ce moyen prophylactique contre une maladie dont les ravages sont si grands et qui dans l'arrondissement, sur 10.510 décès, a entraîné à elle seule sous forme de phtisie pulmonaire (1.466 fois) ou d'autres tuberculoses (372 fois) la mort de 1.838 personnes, soit plus du sixième des décès (5,71). Pour son compte la phtisie pulmonaire a fait 36,31 victimes par 10.000 habitants.

IV. — Mouvement de la Population.

L'arrondissement de Saint-Denis, à l'époque du recensement de 1886, avait une population de 351.941 habitants, et aujourd'hui, d'après le recensement du 12 avril 1891, il compte 403.956 habitants, c'est-à-dire une population supérieure de 52.015 habitants à celle de 1886.

Cette augmentation rapide du nombre des habitants mérite au point de vue de l'hygiène une attention particulière. La Ville de Paris est intéressée à surveiller cette zone d'une manière étroite pour la salubrité de laquelle le Conseil général doit s'imposer de sérieux sacrifices.

Dans le tableau III, on constate que toutes les communes ont vu grossir leur population, à l'exception de celle de Dugny, où il y a une diminution de 32 habitants.

Nanterre a 4.838 habitants de plus qu'au dernier recensement, c'est à l'installation du Dépôt de Mendicité, transféré de Saint-Denis sur le territoire de cette commune, qu'il faut attribuer une semblable augmentation de sa population.

L'étude de la nuptialité, du divorce, de la natalité et de la mortalité montre que sur 1.000 habitants, il y a eu dans l'arrondissement de Saint-Denis :

Mariages........	8.75	par 1.000 habitants.
Divorces...... .	0.36	— —
Naissances......	25.94	— —
Décès..........	26.00	— —

On a enregistré 10.505 naissances et 10.510 décès; l'excès des décès sur les naissances est donc de 5.

Sur 10.505 naissances, on compte 5.380 garçons et 5.125 filles.

La mortalité avec 10.510 décès est supérieure de 480 à celle de l'année 1891; 5.613 sont du sexe masculin et 4.897 du sexe féminin.

Il y a eu 318 décès masculins et 162 décès féminins de moins qu'en 1891.

Le maximum de la mortalité a eu lieu au mois d'avril avec 1.013 décès.

Quant aux mariages, ils atteignent 3 538; depuis 1888 ils continuent à progresser et dépassent de 220, ceux de l'année dernière.

La nuptialité générale est de 8.75, un peu inférieure à celle de 1890, qui s'élevait à 9,42 par 1.000 habitants.

Le divorce a été prononcé 149 fois, six fois de plus que l'année précédente.

Dr LE ROY DES BARRES.

Année 1891.

Tableau I.

		CANTON DE COURBEVOIE							C^on DE NEUILLY				CANTON DE PANTIN										CANTON DE SAINT-DENIS										
		Asnières	Colombes	Courbevoie	Gennevilliers	Nanterre	Puteaux	Suresnes	Boulogne	Clichy	Levallois	Neuilly	Bagnolet	Bobigny	Bondy	Le Bourget	Drancy	Les Lilas	Noisy-le-Sec	Pantin	Pré-St-Gervais	Romainville	Aubervilliers	La Courneuve	Dugny	Épinay	Île-Saint-Denis	Pierrefitte	Saint-Denis	Saint-Ouen	Stains	Villetaneuse	TOTAUX
Fièvre typhoïde	Janvier	[illegible]	[illegible]	[illegible]	[illegible]	[illegible]	[illegible]	[illegible]	[illegible]	[illegible]	[illegible]	[illegible]	[illegible]	[illegible]	[illegible]	[illegible]	[illegible]	[illegible]	[illegible]	[illegible]	[illegible]	[illegible]	[illegible]	[illegible]	[illegible]	[illegible]	[illegible]	[illegible]	[illegible]	[illegible]	[illegible]	[illegible]	19
	Février	[illegible]	[illegible]	[illegible]	[illegible]	[illegible]	[illegible]	[illegible]	[illegible]	[illegible]	[illegible]	[illegible]	[illegible]	[illegible]	[illegible]	[illegible]	[illegible]	[illegible]	[illegible]	[illegible]	[illegible]	[illegible]	[illegible]	[illegible]	[illegible]	[illegible]	[illegible]	[illegible]	[illegible]	[illegible]	[illegible]	[illegible]	14
	Mars	[illegible]	[illegible]	[illegible]	[illegible]	[illegible]	[illegible]	[illegible]	[illegible]	[illegible]	[illegible]	[illegible]	[illegible]	[illegible]	[illegible]	[illegible]	[illegible]	[illegible]	[illegible]	[illegible]	[illegible]	[illegible]	[illegible]	[illegible]	[illegible]	[illegible]	[illegible]	[illegible]	[illegible]	[illegible]	[illegible]	[illegible]	10
	Avril	[illegible]	[illegible]	[illegible]	[illegible]	[illegible]	[illegible]	[illegible]	[illegible]	[illegible]	[illegible]	[illegible]	[illegible]	[illegible]	[illegible]	[illegible]	[illegible]	[illegible]	[illegible]	[illegible]	[illegible]	[illegible]	[illegible]	[illegible]	[illegible]	[illegible]	[illegible]	[illegible]	[illegible]	[illegible]	[illegible]	[illegible]	12
	Mai	[illegible]	[illegible]	[illegible]	[illegible]	[illegible]	[illegible]	[illegible]	[illegible]	[illegible]	[illegible]	[illegible]	[illegible]	[illegible]	[illegible]	[illegible]	[illegible]	[illegible]	[illegible]	[illegible]	[illegible]	[illegible]	[illegible]	[illegible]	[illegible]	[illegible]	[illegible]	[illegible]	[illegible]	[illegible]	[illegible]	[illegible]	10
	Juin	[illegible]	[illegible]	[illegible]	[illegible]	[illegible]	[illegible]	[illegible]	[illegible]	[illegible]	[illegible]	[illegible]	[illegible]	[illegible]	[illegible]	[illegible]	[illegible]	[illegible]	[illegible]	[illegible]	[illegible]	[illegible]	[illegible]	[illegible]	[illegible]	[illegible]	[illegible]	[illegible]	[illegible]	[illegible]	[illegible]	[illegible]	11
	Juillet	[illegible]	[illegible]	[illegible]	[illegible]	[illegible]	[illegible]	[illegible]	[illegible]	[illegible]	[illegible]	[illegible]	[illegible]	[illegible]	[illegible]	[illegible]	[illegible]	[illegible]	[illegible]	[illegible]	[illegible]	[illegible]	[illegible]	[illegible]	[illegible]	[illegible]	[illegible]	[illegible]	[illegible]	[illegible]	[illegible]	[illegible]	13
	Août	[illegible]	[illegible]	[illegible]	[illegible]	[illegible]	[illegible]	[illegible]	[illegible]	[illegible]	[illegible]	[illegible]	[illegible]	[illegible]	[illegible]	[illegible]	[illegible]	[illegible]	[illegible]	[illegible]	[illegible]	[illegible]	[illegible]	[illegible]	[illegible]	[illegible]	[illegible]	[illegible]	[illegible]	[illegible]	[illegible]	[illegible]	10
	Septembre	[illegible]	[illegible]	[illegible]	[illegible]	[illegible]	[illegible]	[illegible]	[illegible]	[illegible]	[illegible]	[illegible]	[illegible]	[illegible]	[illegible]	[illegible]	[illegible]	[illegible]	[illegible]	[illegible]	[illegible]	[illegible]	[illegible]	[illegible]	[illegible]	[illegible]	[illegible]	[illegible]	[illegible]	[illegible]	[illegible]	[illegible]	10
	Octobre	[illegible]	[illegible]	[illegible]	[illegible]	[illegible]	[illegible]	[illegible]	[illegible]	[illegible]	[illegible]	[illegible]	[illegible]	[illegible]	[illegible]	[illegible]	[illegible]	[illegible]	[illegible]	[illegible]	[illegible]	[illegible]	[illegible]	[illegible]	[illegible]	[illegible]	[illegible]	[illegible]	[illegible]	[illegible]	[illegible]	[illegible]	22
	Novembre	[illegible]	[illegible]	[illegible]	[illegible]	[illegible]	[illegible]	[illegible]	[illegible]	[illegible]	[illegible]	[illegible]	[illegible]	[illegible]	[illegible]	[illegible]	[illegible]	[illegible]	[illegible]	[illegible]	[illegible]	[illegible]	[illegible]	[illegible]	[illegible]	[illegible]	[illegible]	[illegible]	[illegible]	[illegible]	[illegible]	[illegible]	23
	Décembre	[illegible]	[illegible]	[illegible]	[illegible]	[illegible]	[illegible]	[illegible]	[illegible]	[illegible]	[illegible]	[illegible]	[illegible]	[illegible]	[illegible]	[illegible]	[illegible]	[illegible]	[illegible]	[illegible]	[illegible]	[illegible]	[illegible]	[illegible]	[illegible]	[illegible]	[illegible]	[illegible]	[illegible]	[illegible]	[illegible]	[illegible]	16
	Totaux. . .	14	6	6	4	9	7	4	11	11	12	6	2	1	»	1	2	3	1	7	»	»	17	1	»	1	»	1	14	12	»	»	160
Diphtérie	Janvier	[illegible]	[illegible]	[illegible]	[illegible]	[illegible]	[illegible]	[illegible]	[illegible]	[illegible]	[illegible]	[illegible]	[illegible]	[illegible]	[illegible]	[illegible]	[illegible]	[illegible]	[illegible]	[illegible]	[illegible]	[illegible]	[illegible]	[illegible]	[illegible]	[illegible]	[illegible]	[illegible]	[illegible]	[illegible]	[illegible]	[illegible]	21
	Février	[illegible]	[illegible]	[illegible]	[illegible]	[illegible]	[illegible]	[illegible]	[illegible]	[illegible]	[illegible]	[illegible]	[illegible]	[illegible]	[illegible]	[illegible]	[illegible]	[illegible]	[illegible]	[illegible]	[illegible]	[illegible]	[illegible]	[illegible]	[illegible]	[illegible]	[illegible]	[illegible]	[illegible]	[illegible]	[illegible]	[illegible]	30
	Mars	[illegible]	[illegible]	[illegible]	[illegible]	[illegible]	[illegible]	[illegible]	[illegible]	[illegible]	[illegible]	[illegible]	[illegible]	[illegible]	[illegible]	[illegible]	[illegible]	[illegible]	[illegible]	[illegible]	[illegible]	[illegible]	[illegible]	[illegible]	[illegible]	[illegible]	[illegible]	[illegible]	[illegible]	[illegible]	[illegible]	[illegible]	28
	Avril	[illegible]	[illegible]	[illegible]	[illegible]	[illegible]	[illegible]	[illegible]	[illegible]	[illegible]	[illegible]	[illegible]	[illegible]	[illegible]	[illegible]	[illegible]	[illegible]	[illegible]	[illegible]	[illegible]	[illegible]	[illegible]	[illegible]	[illegible]	[illegible]	[illegible]	[illegible]	[illegible]	[illegible]	[illegible]	[illegible]	[illegible]	45
	Mai	[illegible]	[illegible]	[illegible]	[illegible]	[illegible]	[illegible]	[illegible]	[illegible]	[illegible]	[illegible]	[illegible]	[illegible]	[illegible]	[illegible]	[illegible]	[illegible]	[illegible]	[illegible]	[illegible]	[illegible]	[illegible]	[illegible]	[illegible]	[illegible]	[illegible]	[illegible]	[illegible]	[illegible]	[illegible]	[illegible]	[illegible]	28
	Juin	[illegible]	[illegible]	[illegible]	[illegible]	[illegible]	[illegible]	[illegible]	[illegible]	[illegible]	[illegible]	[illegible]	[illegible]	[illegible]	[illegible]	[illegible]	[illegible]	[illegible]	[illegible]	[illegible]	[illegible]	[illegible]	[illegible]	[illegible]	[illegible]	[illegible]	[illegible]	[illegible]	[illegible]	[illegible]	[illegible]	[illegible]	11
	Juillet	[illegible]	[illegible]	[illegible]	[illegible]	[illegible]	[illegible]	[illegible]	[illegible]	[illegible]	[illegible]	[illegible]	[illegible]	[illegible]	[illegible]	[illegible]	[illegible]	[illegible]	[illegible]	[illegible]	[illegible]	[illegible]	[illegible]	[illegible]	[illegible]	[illegible]	[illegible]	[illegible]	[illegible]	[illegible]	[illegible]	[illegible]	16
	Août	[illegible]	[illegible]	[illegible]	[illegible]	[illegible]	[illegible]	[illegible]	[illegible]	[illegible]	[illegible]	[illegible]	[illegible]	[illegible]	[illegible]	[illegible]	[illegible]	[illegible]	[illegible]	[illegible]	[illegible]	[illegible]	[illegible]	[illegible]	[illegible]	[illegible]	[illegible]	[illegible]	[illegible]	[illegible]	[illegible]	[illegible]	11
	Septembre	[illegible]	[illegible]	[illegible]	[illegible]	[illegible]	[illegible]	[illegible]	[illegible]	[illegible]	[illegible]	[illegible]	[illegible]	[illegible]	[illegible]	[illegible]	[illegible]	[illegible]	[illegible]	[illegible]	[illegible]	[illegible]	[illegible]	[illegible]	[illegible]	[illegible]	[illegible]	[illegible]	[illegible]	[illegible]	[illegible]	[illegible]	6
	Octobre	[illegible]	[illegible]	[illegible]	[illegible]	[illegible]	[illegible]	[illegible]	[illegible]	[illegible]	[illegible]	[illegible]	[illegible]	[illegible]	[illegible]	[illegible]	[illegible]	[illegible]	[illegible]	[illegible]	[illegible]	[illegible]	[illegible]	[illegible]	[illegible]	[illegible]	[illegible]	[illegible]	[illegible]	[illegible]	[illegible]	[illegible]	3
	Novembre	[illegible]	[illegible]	[illegible]	[illegible]	[illegible]	[illegible]	[illegible]	[illegible]	[illegible]	[illegible]	[illegible]	[illegible]	[illegible]	[illegible]	[illegible]	[illegible]	[illegible]	[illegible]	[illegible]	[illegible]	[illegible]	[illegible]	[illegible]	[illegible]	[illegible]	[illegible]	[illegible]	[illegible]	[illegible]	[illegible]	[illegible]	12
	Décembre	[illegible]	[illegible]	[illegible]	[illegible]	[illegible]	[illegible]	[illegible]	[illegible]	[illegible]	[illegible]	[illegible]	[illegible]	[illegible]	[illegible]	[illegible]	[illegible]	[illegible]	[illegible]	[illegible]	[illegible]	[illegible]	[illegible]	[illegible]	[illegible]	[illegible]	[illegible]	[illegible]	[illegible]	[illegible]	[illegible]	[illegible]	15
	Totaux. . .	7	8	10	12	1	16	10	22	27	10	29	2	1	2	1	»	3	2	15	4	»	20	»	»	1	2	»	19	11	»	1	236
Diarrhée cholériforme	Janvier	[illegible]	[illegible]	[illegible]	[illegible]	[illegible]	[illegible]	[illegible]	[illegible]	[illegible]	[illegible]	[illegible]	[illegible]	[illegible]	[illegible]	[illegible]	[illegible]	[illegible]	[illegible]	[illegible]	[illegible]	[illegible]	[illegible]	[illegible]	[illegible]	[illegible]	[illegible]	[illegible]	[illegible]	[illegible]	[illegible]	[illegible]	»
	Février	[illegible]	[illegible]	[illegible]	[illegible]	[illegible]	[illegible]	[illegible]	[illegible]	[illegible]	[illegible]	[illegible]	[illegible]	[illegible]	[illegible]	[illegible]	[illegible]	[illegible]	[illegible]	[illegible]	[illegible]	[illegible]	[illegible]	[illegible]	[illegible]	[illegible]	[illegible]	[illegible]	[illegible]	[illegible]	[illegible]	[illegible]	2
	Mars	[illegible]	[illegible]	[illegible]	[illegible]	[illegible]	[illegible]	[illegible]	[illegible]	[illegible]	[illegible]	[illegible]	[illegible]	[illegible]	[illegible]	[illegible]	[illegible]	[illegible]	[illegible]	[illegible]	[illegible]	[illegible]	[illegible]	[illegible]	[illegible]	[illegible]	[illegible]	[illegible]	[illegible]	[illegible]	[illegible]	[illegible]	1
	Avril	[illegible]	[illegible]	[illegible]	[illegible]	[illegible]	[illegible]	[illegible]	[illegible]	[illegible]	[illegible]	[illegible]	[illegible]	[illegible]	[illegible]	[illegible]	[illegible]	[illegible]	[illegible]	[illegible]	[illegible]	[illegible]	[illegible]	[illegible]	[illegible]	[illegible]	[illegible]	[illegible]	[illegible]	[illegible]	[illegible]	[illegible]	3
	Mai	[illegible]	[illegible]	[illegible]	[illegible]	[illegible]	[illegible]	[illegible]	[illegible]	[illegible]	[illegible]	[illegible]	[illegible]	[illegible]	[illegible]	[illegible]	[illegible]	[illegible]	[illegible]	[illegible]	[illegible]	[illegible]	[illegible]	[illegible]	[illegible]	[illegible]	[illegible]	[illegible]	[illegible]	[illegible]	[illegible]	[illegible]	4
	Juin	[illegible]	[illegible]	[illegible]	[illegible]	[illegible]	[illegible]	[illegible]	[illegible]	[illegible]	[illegible]	[illegible]	[illegible]	[illegible]	[illegible]	[illegible]	[illegible]	[illegible]	[illegible]	[illegible]	[illegible]	[illegible]	[illegible]	[illegible]	[illegible]	[illegible]	[illegible]	[illegible]	[illegible]	[illegible]	[illegible]	[illegible]	10
	Juillet	[illegible]	[illegible]	[illegible]	[illegible]	[illegible]	[illegible]	[illegible]	[illegible]	[illegible]	[illegible]	[illegible]	[illegible]	[illegible]	[illegible]	[illegible]	[illegible]	[illegible]	[illegible]	[illegible]	[illegible]	[illegible]	[illegible]	[illegible]	[illegible]	[illegible]	[illegible]	[illegible]	[illegible]	[illegible]	[illegible]	[illegible]	31
	Août	[illegible]	[illegible]	[illegible]	[illegible]	[illegible]	[illegible]	[illegible]	[illegible]	[illegible]	[illegible]	[illegible]	[illegible]	[illegible]	[illegible]	[illegible]	[illegible]	[illegible]	[illegible]	[illegible]	[illegible]	[illegible]	[illegible]	[illegible]	[illegible]	[illegible]	[illegible]	[illegible]	[illegible]	[illegible]	[illegible]	[illegible]	38
	Septembre	[illegible]	[illegible]	[illegible]	[illegible]	[illegible]	[illegible]	[illegible]	[illegible]	[illegible]	[illegible]	[illegible]	[illegible]	[illegible]	[illegible]	[illegible]	[illegible]	[illegible]	[illegible]	[illegible]	[illegible]	[illegible]	[illegible]	[illegible]	[illegible]	[illegible]	[illegible]	[illegible]	[illegible]	[illegible]	[illegible]	[illegible]	20
	Octobre	[illegible]	[illegible]	[illegible]	[illegible]	[illegible]	[illegible]	[illegible]	[illegible]	[illegible]	[illegible]	[illegible]	[illegible]	[illegible]	[illegible]	[illegible]	[illegible]	[illegible]	[illegible]	[illegible]	[illegible]	[illegible]	[illegible]	[illegible]	[illegible]	[illegible]	[illegible]	[illegible]	[illegible]	[illegible]	[illegible]	[illegible]	11
	Novembre	[illegible]	[illegible]	[illegible]	[illegible]	[illegible]	[illegible]	[illegible]	[illegible]	[illegible]	[illegible]	[illegible]	[illegible]	[illegible]	[illegible]	[illegible]	[illegible]	[illegible]	[illegible]	[illegible]	[illegible]	[illegible]	[illegible]	[illegible]	[illegible]	[illegible]	[illegible]	[illegible]	[illegible]	[illegible]	[illegible]	[illegible]	7
	Décembre	[illegible]	[illegible]	[illegible]	[illegible]	[illegible]	[illegible]	[illegible]	[illegible]	[illegible]	[illegible]	[illegible]	[illegible]	[illegible]	[illegible]	[illegible]	[illegible]	[illegible]	[illegible]	[illegible]	[illegible]	[illegible]	[illegible]	[illegible]	[illegible]	[illegible]	[illegible]	[illegible]	[illegible]	[illegible]	[illegible]	[illegible]	[illegible]
	Totaux. . .	2	5	2	4	1	[illegible]	4	3	18	8	3	3	»	3	»	»	5	1	18	7	»	4	1	1	1	»	»	14	33	»	»	148

		CANTON DE COURBEVOIE							Cne DE NEUILLY				CANTON DE PANTIN										CANTON DE SAINT-DENIS										TOTAUX
		ASNIÈRES	COLOMBES	COURBEVOIE	GENNEVILLIERS	NANTERRE	PUTEAUX	SURESNES	BOULOGNE	CLICHY	LEVALLOIS	NEUILLY	BAGNOLET	BOBIGNY	BONDY	LE BOURGET	DRANCY	LES LILAS	NOISY-LE-SEC	PANTIN	PRÉ-ST-GERVAIS	ROMAINVILLE	AUBERVILLIERS	LA COURNEUVE	DUGNY	ÉPINAY	ILE-SAINT-DENIS	PIERREFITTE	SAINT-DENIS	SAINT-OUEN	STAINS	VILLETANEUSE	
Variole.	Janvier	[illegible]	[illegible]	[illegible]	[illegible]	[illegible]	[illegible]	[illegible]	[illegible]	[illegible]	[illegible]	[illegible]	[illegible]	[illegible]	[illegible]	[illegible]	[illegible]	[illegible]	[illegible]	[illegible]	[illegible]	[illegible]	[illegible]	[illegible]	[illegible]	[illegible]	[illegible]	[illegible]	[illegible]	[illegible]	[illegible]	[illegible]	[illegible]
	Février	[illegible]	[illegible]	[illegible]	[illegible]	[illegible]	[illegible]	[illegible]	[illegible]	[illegible]	[illegible]	[illegible]	[illegible]	[illegible]	[illegible]	[illegible]	[illegible]	[illegible]	[illegible]	[illegible]	[illegible]	[illegible]	[illegible]	[illegible]	[illegible]	[illegible]	[illegible]	[illegible]	[illegible]	[illegible]	[illegible]	[illegible]	[illegible]
	Mars	[illegible]	[illegible]	[illegible]	[illegible]	[illegible]	[illegible]	[illegible]	[illegible]	[illegible]	[illegible]	[illegible]	[illegible]	[illegible]	[illegible]	[illegible]	[illegible]	[illegible]	[illegible]	[illegible]	[illegible]	[illegible]	[illegible]	[illegible]	[illegible]	[illegible]	[illegible]	[illegible]	[illegible]	[illegible]	[illegible]	[illegible]	[illegible]
	Avril	[illegible]	[illegible]	[illegible]	[illegible]	[illegible]	[illegible]	[illegible]	[illegible]	[illegible]	[illegible]	[illegible]	[illegible]	[illegible]	[illegible]	[illegible]	[illegible]	[illegible]	[illegible]	[illegible]	[illegible]	[illegible]	[illegible]	[illegible]	[illegible]	[illegible]	[illegible]	[illegible]	[illegible]	[illegible]	[illegible]	[illegible]	[illegible]
	Mai	[illegible]	[illegible]	[illegible]	[illegible]	[illegible]	[illegible]	[illegible]	[illegible]	[illegible]	[illegible]	[illegible]	[illegible]	[illegible]	[illegible]	[illegible]	[illegible]	[illegible]	[illegible]	[illegible]	[illegible]	[illegible]	[illegible]	[illegible]	[illegible]	[illegible]	[illegible]	[illegible]	[illegible]	[illegible]	[illegible]	[illegible]	[illegible]
	Juin	[illegible]	[illegible]	[illegible]	[illegible]	[illegible]	[illegible]	[illegible]	[illegible]	[illegible]	[illegible]	[illegible]	[illegible]	[illegible]	[illegible]	[illegible]	[illegible]	[illegible]	[illegible]	[illegible]	[illegible]	[illegible]	[illegible]	[illegible]	[illegible]	[illegible]	[illegible]	[illegible]	[illegible]	[illegible]	[illegible]	[illegible]	[illegible]
	Juillet	[illegible]	[illegible]	[illegible]	[illegible]	[illegible]	[illegible]	[illegible]	[illegible]	[illegible]	[illegible]	[illegible]	[illegible]	[illegible]	[illegible]	[illegible]	[illegible]	[illegible]	[illegible]	[illegible]	[illegible]	[illegible]	[illegible]	[illegible]	[illegible]	[illegible]	[illegible]	[illegible]	[illegible]	[illegible]	[illegible]	[illegible]	[illegible]
	Août	[illegible]	[illegible]	[illegible]	[illegible]	[illegible]	[illegible]	[illegible]	[illegible]	[illegible]	[illegible]	[illegible]	[illegible]	[illegible]	[illegible]	[illegible]	[illegible]	[illegible]	[illegible]	[illegible]	[illegible]	[illegible]	[illegible]	[illegible]	[illegible]	[illegible]	[illegible]	[illegible]	[illegible]	[illegible]	[illegible]	[illegible]	[illegible]
	Septembre	[illegible]	[illegible]	[illegible]	[illegible]	[illegible]	[illegible]	[illegible]	[illegible]	[illegible]	[illegible]	[illegible]	[illegible]	[illegible]	[illegible]	[illegible]	[illegible]	[illegible]	[illegible]	[illegible]	[illegible]	[illegible]	[illegible]	[illegible]	[illegible]	[illegible]	[illegible]	[illegible]	[illegible]	[illegible]	[illegible]	[illegible]	[illegible]
	Octobre	[illegible]	[illegible]	[illegible]	[illegible]	[illegible]	[illegible]	[illegible]	[illegible]	[illegible]	[illegible]	[illegible]	[illegible]	[illegible]	[illegible]	[illegible]	[illegible]	[illegible]	[illegible]	[illegible]	[illegible]	[illegible]	[illegible]	[illegible]	[illegible]	[illegible]	[illegible]	[illegible]	[illegible]	[illegible]	[illegible]	[illegible]	[illegible]
	Novembre	[illegible]	[illegible]	[illegible]	[illegible]	[illegible]	[illegible]	[illegible]	[illegible]	[illegible]	[illegible]	[illegible]	[illegible]	[illegible]	[illegible]	[illegible]	[illegible]	[illegible]	[illegible]	[illegible]	[illegible]	[illegible]	[illegible]	[illegible]	[illegible]	[illegible]	[illegible]	[illegible]	[illegible]	[illegible]	[illegible]	[illegible]	[illegible]
	Décembre	[illegible]	[illegible]	[illegible]	[illegible]	[illegible]	[illegible]	[illegible]	[illegible]	[illegible]	[illegible]	[illegible]	[illegible]	[illegible]	[illegible]	[illegible]	[illegible]	[illegible]	[illegible]	[illegible]	[illegible]	[illegible]	[illegible]	[illegible]	[illegible]	[illegible]	[illegible]	[illegible]	[illegible]	[illegible]	[illegible]	[illegible]	[illegible]
	TOTAUX	»	»	»	1	»	»	»	»	»	»	1	»	»	»	»	»	1	1	»	»	»	»	»	»	»	»	»	»	3	»	»	7
Rougeole.	Janvier	[illegible]	[illegible]	[illegible]	[illegible]	[illegible]	[illegible]	[illegible]	[illegible]	[illegible]	[illegible]	[illegible]	[illegible]	[illegible]	[illegible]	[illegible]	[illegible]	[illegible]	[illegible]	[illegible]	[illegible]	[illegible]	[illegible]	[illegible]	[illegible]	[illegible]	[illegible]	[illegible]	[illegible]	[illegible]	[illegible]	[illegible]	4
	Février	[illegible]	[illegible]	[illegible]	[illegible]	[illegible]	[illegible]	[illegible]	[illegible]	[illegible]	[illegible]	[illegible]	[illegible]	[illegible]	[illegible]	[illegible]	[illegible]	[illegible]	[illegible]	[illegible]	[illegible]	[illegible]	[illegible]	[illegible]	[illegible]	[illegible]	[illegible]	[illegible]	[illegible]	[illegible]	[illegible]	[illegible]	13
	Mars	[illegible]	[illegible]	[illegible]	[illegible]	[illegible]	[illegible]	[illegible]	[illegible]	[illegible]	[illegible]	[illegible]	[illegible]	[illegible]	[illegible]	[illegible]	[illegible]	[illegible]	[illegible]	[illegible]	[illegible]	[illegible]	[illegible]	[illegible]	[illegible]	[illegible]	[illegible]	[illegible]	[illegible]	[illegible]	[illegible]	[illegible]	4
	Avril	[illegible]	[illegible]	[illegible]	[illegible]	[illegible]	[illegible]	[illegible]	[illegible]	[illegible]	[illegible]	[illegible]	[illegible]	[illegible]	[illegible]	[illegible]	[illegible]	[illegible]	[illegible]	[illegible]	[illegible]	[illegible]	[illegible]	[illegible]	[illegible]	[illegible]	[illegible]	[illegible]	[illegible]	[illegible]	[illegible]	[illegible]	22
	Mai	[illegible]	[illegible]	[illegible]	[illegible]	[illegible]	[illegible]	[illegible]	[illegible]	[illegible]	[illegible]	[illegible]	[illegible]	[illegible]	[illegible]	[illegible]	[illegible]	[illegible]	[illegible]	[illegible]	[illegible]	[illegible]	[illegible]	[illegible]	[illegible]	[illegible]	[illegible]	[illegible]	[illegible]	[illegible]	[illegible]	[illegible]	16
	Juin	[illegible]	[illegible]	[illegible]	[illegible]	[illegible]	[illegible]	[illegible]	[illegible]	[illegible]	[illegible]	[illegible]	[illegible]	[illegible]	[illegible]	[illegible]	[illegible]	[illegible]	[illegible]	[illegible]	[illegible]	[illegible]	[illegible]	[illegible]	[illegible]	[illegible]	[illegible]	[illegible]	[illegible]	[illegible]	[illegible]	[illegible]	17
	Juillet	[illegible]	[illegible]	[illegible]	[illegible]	[illegible]	[illegible]	[illegible]	[illegible]	[illegible]	[illegible]	[illegible]	[illegible]	[illegible]	[illegible]	[illegible]	[illegible]	[illegible]	[illegible]	[illegible]	[illegible]	[illegible]	[illegible]	[illegible]	[illegible]	[illegible]	[illegible]	[illegible]	[illegible]	[illegible]	[illegible]	[illegible]	19
	Août	[illegible]	[illegible]	[illegible]	[illegible]	[illegible]	[illegible]	[illegible]	[illegible]	[illegible]	[illegible]	[illegible]	[illegible]	[illegible]	[illegible]	[illegible]	[illegible]	[illegible]	[illegible]	[illegible]	[illegible]	[illegible]	[illegible]	[illegible]	[illegible]	[illegible]	[illegible]	[illegible]	[illegible]	[illegible]	[illegible]	[illegible]	11
	Septembre	[illegible]	[illegible]	[illegible]	[illegible]	[illegible]	[illegible]	[illegible]	[illegible]	[illegible]	[illegible]	[illegible]	[illegible]	[illegible]	[illegible]	[illegible]	[illegible]	[illegible]	[illegible]	[illegible]	[illegible]	[illegible]	[illegible]	[illegible]	[illegible]	[illegible]	[illegible]	[illegible]	[illegible]	[illegible]	[illegible]	[illegible]	8
	Octobre	[illegible]	[illegible]	[illegible]	[illegible]	[illegible]	[illegible]	[illegible]	[illegible]	[illegible]	[illegible]	[illegible]	[illegible]	[illegible]	[illegible]	[illegible]	[illegible]	[illegible]	[illegible]	[illegible]	[illegible]	[illegible]	[illegible]	[illegible]	[illegible]	[illegible]	[illegible]	[illegible]	[illegible]	[illegible]	[illegible]	[illegible]	6
	Novembre	[illegible]	[illegible]	[illegible]	[illegible]	[illegible]	[illegible]	[illegible]	[illegible]	[illegible]	[illegible]	[illegible]	[illegible]	[illegible]	[illegible]	[illegible]	[illegible]	[illegible]	[illegible]	[illegible]	[illegible]	[illegible]	[illegible]	[illegible]	[illegible]	[illegible]	[illegible]	[illegible]	[illegible]	[illegible]	[illegible]	[illegible]	13
	Décembre	[illegible]	[illegible]	[illegible]	[illegible]	[illegible]	[illegible]	[illegible]	[illegible]	[illegible]	[illegible]	[illegible]	[illegible]	[illegible]	[illegible]	[illegible]	[illegible]	[illegible]	[illegible]	[illegible]	[illegible]	[illegible]	[illegible]	[illegible]	[illegible]	[illegible]	[illegible]	[illegible]	[illegible]	[illegible]	[illegible]	[illegible]	16
	TOTAUX	7	»	2	4	7	6	7	6	8	23	17	1	»	10	»	»	»	3	14	10	»	8	»	»	»	»	»	21	8	»	»	162
Scarlatine.	Janvier	[illegible]	[illegible]	[illegible]	[illegible]	[illegible]	[illegible]	[illegible]	[illegible]	[illegible]	[illegible]	[illegible]	[illegible]	[illegible]	[illegible]	[illegible]	[illegible]	[illegible]	[illegible]	[illegible]	[illegible]	[illegible]	[illegible]	[illegible]	[illegible]	[illegible]	[illegible]	[illegible]	[illegible]	[illegible]	[illegible]	[illegible]	[illegible]
	Février	[illegible]	[illegible]	[illegible]	[illegible]	[illegible]	[illegible]	[illegible]	[illegible]	[illegible]	[illegible]	[illegible]	[illegible]	[illegible]	[illegible]	[illegible]	[illegible]	[illegible]	[illegible]	[illegible]	[illegible]	[illegible]	[illegible]	[illegible]	[illegible]	[illegible]	[illegible]	[illegible]	[illegible]	[illegible]	[illegible]	[illegible]	[illegible]
	Mars	[illegible]	[illegible]	[illegible]	[illegible]	[illegible]	[illegible]	[illegible]	[illegible]	[illegible]	[illegible]	[illegible]	[illegible]	[illegible]	[illegible]	[illegible]	[illegible]	[illegible]	[illegible]	[illegible]	[illegible]	[illegible]	[illegible]	[illegible]	[illegible]	[illegible]	[illegible]	[illegible]	[illegible]	[illegible]	[illegible]	[illegible]	[illegible]
	Avril	[illegible]	[illegible]	[illegible]	[illegible]	[illegible]	[illegible]	[illegible]	[illegible]	[illegible]	[illegible]	[illegible]	[illegible]	[illegible]	[illegible]	[illegible]	[illegible]	[illegible]	[illegible]	[illegible]	[illegible]	[illegible]	[illegible]	[illegible]	[illegible]	[illegible]	[illegible]	[illegible]	[illegible]	[illegible]	[illegible]	[illegible]	[illegible]
	Mai	[illegible]	[illegible]	[illegible]	[illegible]	[illegible]	[illegible]	[illegible]	[illegible]	[illegible]	[illegible]	[illegible]	[illegible]	[illegible]	[illegible]	[illegible]	[illegible]	[illegible]	[illegible]	[illegible]	[illegible]	[illegible]	[illegible]	[illegible]	[illegible]	[illegible]	[illegible]	[illegible]	[illegible]	[illegible]	[illegible]	[illegible]	[illegible]
	Juin	[illegible]	[illegible]	[illegible]	[illegible]	[illegible]	[illegible]	[illegible]	[illegible]	[illegible]	[illegible]	[illegible]	[illegible]	[illegible]	[illegible]	[illegible]	[illegible]	[illegible]	[illegible]	[illegible]	[illegible]	[illegible]	[illegible]	[illegible]	[illegible]	[illegible]	[illegible]	[illegible]	[illegible]	[illegible]	[illegible]	[illegible]	[illegible]
	Juillet	[illegible]	[illegible]	[illegible]	[illegible]	[illegible]	[illegible]	[illegible]	[illegible]	[illegible]	[illegible]	[illegible]	[illegible]	[illegible]	[illegible]	[illegible]	[illegible]	[illegible]	[illegible]	[illegible]	[illegible]	[illegible]	[illegible]	[illegible]	[illegible]	[illegible]	[illegible]	[illegible]	[illegible]	[illegible]	[illegible]	[illegible]	[illegible]
	Août	[illegible]	[illegible]	[illegible]	[illegible]	[illegible]	[illegible]	[illegible]	[illegible]	[illegible]	[illegible]	[illegible]	[illegible]	[illegible]	[illegible]	[illegible]	[illegible]	[illegible]	[illegible]	[illegible]	[illegible]	[illegible]	[illegible]	[illegible]	[illegible]	[illegible]	[illegible]	[illegible]	[illegible]	[illegible]	[illegible]	[illegible]	[illegible]
	Septembre	[illegible]	[illegible]	[illegible]	[illegible]	[illegible]	[illegible]	[illegible]	[illegible]	[illegible]	[illegible]	[illegible]	[illegible]	[illegible]	[illegible]	[illegible]	[illegible]	[illegible]	[illegible]	[illegible]	[illegible]	[illegible]	[illegible]	[illegible]	[illegible]	[illegible]	[illegible]	[illegible]	[illegible]	[illegible]	[illegible]	[illegible]	[illegible]
	Octobre	[illegible]	[illegible]	[illegible]	[illegible]	[illegible]	[illegible]	[illegible]	[illegible]	[illegible]	[illegible]	[illegible]	[illegible]	[illegible]	[illegible]	[illegible]	[illegible]	[illegible]	[illegible]	[illegible]	[illegible]	[illegible]	[illegible]	[illegible]	[illegible]	[illegible]	[illegible]	[illegible]	[illegible]	[illegible]	[illegible]	[illegible]	[illegible]
	Novembre	[illegible]	[illegible]	[illegible]	[illegible]	[illegible]	[illegible]	[illegible]	[illegible]	[illegible]	[illegible]	[illegible]	[illegible]	[illegible]	[illegible]	[illegible]	[illegible]	[illegible]	[illegible]	[illegible]	[illegible]	[illegible]	[illegible]	[illegible]	[illegible]	[illegible]	[illegible]	[illegible]	[illegible]	[illegible]	[illegible]	[illegible]	[illegible]
	Décembre	[illegible]	[illegible]	[illegible]	[illegible]	[illegible]	[illegible]	[illegible]	[illegible]	[illegible]	[illegible]	[illegible]	[illegible]	[illegible]	[illegible]	[illegible]	[illegible]	[illegible]	[illegible]	[illegible]	[illegible]	[illegible]	[illegible]	[illegible]	[illegible]	[illegible]	[illegible]	[illegible]	[illegible]	[illegible]	[illegible]	[illegible]	[illegible]
	TOTAUX	»	1	»	1	»	5	»	3	1	5	1	»	»	2	»	»	»	»	1	1	»	»	1	»	»	»	»	2	1	»	»	25

	CANTON DE COURBEVOIE							Cne DE NEUILLY				CANTON DE PANTIN										CANTON DE SAINT-DENIS										TOTAL
	ASNIÈRES	COLOMBES	COURBEVOIE	GENNEVILLIERS	NANTERRE	PUTEAUX	SURESNES	BOULOGNE	CLICHY	LEVALLOIS	NEUILLY	BAGNOLET	BOBIGNY	BONDY	LE BOURGET	DRANCY	LES LILAS	NOISY-LE-SEC	PANTIN	PRÉ-ST-GERVAIS	ROMAINVILLE	AUBERVILLIERS	LA COURNEUVE	DUGNY	ÉPINAY	ÎLE-SAINT-DENIS	PIERREFITTE	SAINT-DENIS	SAINT-OUEN	STAINS	VILLETANEUSE	
Coqueluche. Janvier	[illegible]	[illegible]	[illegible]	[illegible]	[illegible]	[illegible]	[illegible]	[illegible]	[illegible]	[illegible]	[illegible]	[illegible]	[illegible]	[illegible]	[illegible]	[illegible]	[illegible]	[illegible]	[illegible]	[illegible]	[illegible]	[illegible]	[illegible]	[illegible]	[illegible]	[illegible]	[illegible]	[illegible]	[illegible]	[illegible]	[illegible]	[illegible]
Février	[illegible]	[illegible]	[illegible]	[illegible]	[illegible]	[illegible]	[illegible]	[illegible]	[illegible]	[illegible]	[illegible]	[illegible]	[illegible]	[illegible]	[illegible]	[illegible]	[illegible]	[illegible]	[illegible]	[illegible]	[illegible]	[illegible]	[illegible]	[illegible]	[illegible]	[illegible]	[illegible]	[illegible]	[illegible]	[illegible]	[illegible]	[illegible]
Mars	[illegible]	[illegible]	[illegible]	[illegible]	[illegible]	[illegible]	[illegible]	[illegible]	[illegible]	[illegible]	[illegible]	[illegible]	[illegible]	[illegible]	[illegible]	[illegible]	[illegible]	[illegible]	[illegible]	[illegible]	[illegible]	[illegible]	[illegible]	[illegible]	[illegible]	[illegible]	[illegible]	[illegible]	[illegible]	[illegible]	[illegible]	[illegible]
Avril	[illegible]	[illegible]	[illegible]	[illegible]	[illegible]	[illegible]	[illegible]	[illegible]	[illegible]	[illegible]	[illegible]	[illegible]	[illegible]	[illegible]	[illegible]	[illegible]	[illegible]	[illegible]	[illegible]	[illegible]	[illegible]	[illegible]	[illegible]	[illegible]	[illegible]	[illegible]	[illegible]	[illegible]	[illegible]	[illegible]	[illegible]	[illegible]
Mai	[illegible]	[illegible]	[illegible]	[illegible]	[illegible]	[illegible]	[illegible]	[illegible]	[illegible]	[illegible]	[illegible]	[illegible]	[illegible]	[illegible]	[illegible]	[illegible]	[illegible]	[illegible]	[illegible]	[illegible]	[illegible]	[illegible]	[illegible]	[illegible]	[illegible]	[illegible]	[illegible]	[illegible]	[illegible]	[illegible]	[illegible]	[illegible]
Juin	[illegible]	[illegible]	[illegible]	[illegible]	[illegible]	[illegible]	[illegible]	[illegible]	[illegible]	[illegible]	[illegible]	[illegible]	[illegible]	[illegible]	[illegible]	[illegible]	[illegible]	[illegible]	[illegible]	[illegible]	[illegible]	[illegible]	[illegible]	[illegible]	[illegible]	[illegible]	[illegible]	[illegible]	[illegible]	[illegible]	[illegible]	[illegible]
Juillet	[illegible]	[illegible]	[illegible]	[illegible]	[illegible]	[illegible]	[illegible]	[illegible]	[illegible]	[illegible]	[illegible]	[illegible]	[illegible]	[illegible]	[illegible]	[illegible]	[illegible]	[illegible]	[illegible]	[illegible]	[illegible]	[illegible]	[illegible]	[illegible]	[illegible]	[illegible]	[illegible]	[illegible]	[illegible]	[illegible]	[illegible]	[illegible]
Août	[illegible]	[illegible]	[illegible]	[illegible]	[illegible]	[illegible]	[illegible]	[illegible]	[illegible]	[illegible]	[illegible]	[illegible]	[illegible]	[illegible]	[illegible]	[illegible]	[illegible]	[illegible]	[illegible]	[illegible]	[illegible]	[illegible]	[illegible]	[illegible]	[illegible]	[illegible]	[illegible]	[illegible]	[illegible]	[illegible]	[illegible]	[illegible]
Septembre	[illegible]	[illegible]	[illegible]	[illegible]	[illegible]	[illegible]	[illegible]	[illegible]	[illegible]	[illegible]	[illegible]	[illegible]	[illegible]	[illegible]	[illegible]	[illegible]	[illegible]	[illegible]	[illegible]	[illegible]	[illegible]	[illegible]	[illegible]	[illegible]	[illegible]	[illegible]	[illegible]	[illegible]	[illegible]	[illegible]	[illegible]	[illegible]
Octobre	[illegible]	[illegible]	[illegible]	[illegible]	[illegible]	[illegible]	[illegible]	[illegible]	[illegible]	[illegible]	[illegible]	[illegible]	[illegible]	[illegible]	[illegible]	[illegible]	[illegible]	[illegible]	[illegible]	[illegible]	[illegible]	[illegible]	[illegible]	[illegible]	[illegible]	[illegible]	[illegible]	[illegible]	[illegible]	[illegible]	[illegible]	[illegible]
Novembre	[illegible]	[illegible]	[illegible]	[illegible]	[illegible]	[illegible]	[illegible]	[illegible]	[illegible]	[illegible]	[illegible]	[illegible]	[illegible]	[illegible]	[illegible]	[illegible]	[illegible]	[illegible]	[illegible]	[illegible]	[illegible]	[illegible]	[illegible]	[illegible]	[illegible]	[illegible]	[illegible]	[illegible]	[illegible]	[illegible]	[illegible]	[illegible]
Décembre	[illegible]	[illegible]	[illegible]	[illegible]	[illegible]	[illegible]	[illegible]	[illegible]	[illegible]	[illegible]	[illegible]	[illegible]	[illegible]	[illegible]	[illegible]	[illegible]	[illegible]	[illegible]	[illegible]	[illegible]	[illegible]	[illegible]	[illegible]	[illegible]	[illegible]	[illegible]	[illegible]	[illegible]	[illegible]	[illegible]	[illegible]	[illegible]
Totaux	6	3	3	»	2	1	1	10	7	2	7	2	1	»	»	»	»	3	2	2	1	2	»	»	»	»	»	27	2	»	»	80
Totaux généraux	34	25	23	23	20	44	26	55	73	60	64	10	3	17	2	2	12	17	55	24	1	51	3	1	3	2	1	94	80	»	1	824
	194							254				143										236										

TABLEAU II.

ANNÉE 1891.

MALADIES ÉPIDÉMIQUES	CANTON DE COURBEVOIE							C^{ne} DE NEUILLY				CANTON DE PANTIN										CANTON DE SAINT-DENIS										TOTAL GÉNÉRAL
	Asnières	Colombes	Courbevoie	Gennevilliers	Nanterre	Puteaux	Suresnes	Boulogne	Clichy	Levallois-Perret	Neuilly	Bagnolet	Bobigny	Bondy	Le Bourget	Drancy	Les Lilas	Noisy-le-Sec	Pantin	Pré-Saint-Gervais	Romainville	Aubervilliers	La Courneuve	Dugny	Épinay	Île-Saint-Denis	Pierrefitte	Saint-Denis	Saint-Ouen	Stains	Villetaneuse	
Diphtérie	7	8	10	12	1	16	10	22	27	10	20	2	1	2	1	»	3	2	15	1		20	»	»	1	2	»	10	11	»	1	230
Fièvre typhoïde	11	6	6	4	9	7	4	11	11	12	6	2	1	»	1	2	3	1	7	»	»	17	1	»	1	»	1	14	22	»	»	160
Rougeole	7	»	2	1	7	6	7	6	8	23	17	1	»	10	»	»	»	9	12	10	»	8	»	»	»	»	»	20	8	»	»	162
Variole	»	»	»	1	»	»	»	»	»	»	1	»	»	»	»	»	1	1	»	»	»	»	»	»	»	»	»	»	3	»	»	7
Scarlatine	»	1		1	»	3	»	3	1	5	1	»	»	2	»	»	»	»	1	1	»	»	1	»	»	»	»	2	1	»	»	23
Coqueluche	6	5	3	»	2	1	1	10	7	2	7	2	1	»	»	»	»	3	2	2	1	2	»	»	»	»	»	27	2	»	»	86
Diarrhée cholériforme	2	5	2	4	1	9	4	3	18	8	3	3	»	3	»	»	5	1	18	7	»	4	1	1	1	»	»	12	33	»	»	148
	33	25	23	23	20	44	26	55	72	60	64	10	3	17	2	2	12	17	63	21	1	51	3	1	3	2	1	94	80	»	1	824
	194							251				143										236										

TABLEAU III. ARRONDISSEMENT DE SAINT-DENIS

CANTONS — RECENSEMENT 1891.	COMMUNES	RECENSEMENT 1876.	RECENSEMENT 1881.	RECENSEMENT 1886.	RECENSEMENT 1891.	DIFFÉRENCE ENTRE 1886 et 1891.
COURBEVOIE 98.407	Asnières	8.278	11.352	15.208	19.575	+ 4.367
	Colombes	6.640	9.877	14.254	18.918	+ 4.664
	Courbevoie	11.934	15.112	15.937	17.597	+ 1.660
	Gennevilliers	2.389	3.245	4.448	5.837	+ 1.389
	Nanterre	4.279	4.984	5.592	10.430	+ 4.838
	Puteaux	12.181	15.586	15.736	17.646	+ 1.910
	Suresnes	6.149	7.011	7.683	8.404	+ 721
NEUILLY 132.568	Boulogne	21.556	25.825	30.084	32.569	+ 2.485
	Clichy	17.354	24.320	26.741	30.698	+ 3.597
	Levallois-Perret	22.744	29.519	35.649	39.857	+ 4.208
	Neuilly	20.781	25.235	26.596	29.444	+ 2.848
PANTIN 58.941	Bagnolet	2.861	3.839	5.280	6.124	+ 844
	Bobigny	972	1.173	1.335	1.540	+ 205
	Bondy	2.018	2.280	3.004	3.638	+ 219
	Bourget (Le)	1.380	1.759	2.039	2.258	+ 219
	Drancy	446	606	934	1.104	+ 170
	Lilas (Les)	4.411	5.690	5.887	6.417	+ 530
	Noisy-le-Sec	3.170	3.897	4.823	5.772	+ 949
	Pantin	13.665	17 857	19.170	21.847	+ 2.677
	Pré-Saint-Gervais (Le)	4.447	6.396	7.433	8.138	+ 705
	Romainville	2.025	1.854	2.106	2.106	.. ..
SAINT-DENIS 114.037	Aubervilliers	14.340	19.437	22.223	25.022	+ 2.799
	Courneuve (La)	926	1.124	1.251	1.542	+ 291
	Dugny	517	601	643	611	— 32
	Epinay	1.698	2.307	2.362	2.591	+ 229
	Ile Saint-Denis (L')	1.350	1.730	1.656	2.268	+ 612
	Pierrefitte	1.151	1.346	1.609	1.824	+ 215
	Saint-Denis	34.908	43.895	48.009	50.992	+ 2.983
	Saint-Ouen	11.255	17.718	21.404	25.969	+ 4.565
	Stains	1.577	1.868	2.288	2.500	+ 212
	Villetaneuse	450	536	562	718	+ 156

Arrondissement de Saint-Denis. — 1891 : 403.956 habitants.

TABLEAU IV.

TABLEAU IV.

ANNÉE 1891 — NAISSANCES

	Janvier M.	Janvier F.	Février M.	Février F.	Mars M.	Mars F.	Avril M.	Avril F.	Mai M.	Mai F.	Juin M.	Juin F.	Juillet M.	Juillet F.	Août M.	Août F.	Septembre M.	Septembre F.	Octobre M.	Octobre F.	Novembre M.	Novembre F.	Décembre M.	Décembre F.	Totaux M.	Totaux F.	Arrondissement de Saint-Denis	
CANTON DE COURBEVOIE																												
Asnières	22	11	18	26	20	19	13	28	18	16	23	14	17	14	21	25	23	16	18	26	15	18	15	15	232	228	Total : 460	
Colombes	17	9	25	13	27	12	22	21	20	15	11	22	16	13	21	23	22	11	13	14	15	22	12	17	230	198	— 428	
Courbevoie	22	17	15	18	14	13	16	17	20	17	23	17	17	20	14	18	23	14	12	15	12	22	10	10	200	198	— 398	
Gennevilliers	»	3	5	8	6	13	10	6	5	6	3	7	6	5	9	12	5	1	3	6	4	5	6	6	68	81	— 149	2.304
Nanterre	8	6	11	9	12	15	8	10	8	8	9	6	5	9	8	6	4	8	11	13	10	6	7	12	101	107	— 208	
Puteaux	15	21	20	25	15	17	22	21	16	21	14	19	28	19	28	17	17	9	26	16	22	21	16	25	217	229	— 446	
Suresnes	12	9	7	14	11	5	8	10	7	8	7	6	11	10	8	8	8	5	10	2	5	4	11	4	103	84	— 187	
CANTON DE NEUILLY																												
Boulogne	30	29	41	25	31	38	27	35	29	41	18	37	35	30	34	23	38	24	31	32	32	32	34	29	415	390	— 805	
Clichy	50	45	31	31	41	41	28	31	40	39	43	42	37	53	37	38	42	34	43	33	31	33	36	43	490	465	— 955	3.206
Levallois	45	48	36	34	32	41	52	35	36	41	31	47	44	36	40	30	32	44	31	34	30	29	37	35	495	509	— 1004	
Neuilly	27	26	15	17	17	15	17	30	22	20	18	15	22	27	25	21	23	19	22	20	13	14	18	12	239	243	— 482	
CANTON DE PANTIN																												
Bagnolet	4	4	3	10	5	11	8	4	4	6	6	8	2	9	6	4	5	13	4	2	3	4	3	6	65	70	— 134	
Bobigny	3	1	2	2	1	5	2	1	1	5	2	2	»	4	4	2	1	1	1	2	2	2	»	2	42	33	— 75	
Bondy	5	5	2	9	4	5	5	7	4	3	4	8	1	3	7	7	4	3	6	5	7	5	4	5	61	63	— 124	
Le Bourget	7	1	1	3	6	5	3	»	5	3	6	1	2	3	3	3	4	1	1	4	1	2	2	»	41	32	— 73	
Drancy	1	»	»	»	»	4	1	2	2	1	1	1	5	1	2	1	»	2	1	»	1	1	2	»	18	11	— 29	1.631
Les Lilas	»	6	8	10	6	6	4	3	8	6	4	8	4	6	9	6	4	5	8	7	3	1	6	6	73	73	— 146	
Noisy-le-Sec	»	1	7	9	3	2	8	3	6	7	10	5	6	11	8	9	4	3	2	4	8	6	4	2	61	72	— 133	
Pantin	31	29	30	26	46	29	25	34	31	28	35	31	29	28	31	24	34	23	27	25	15	26	30	31	357	333	— 689	
Pré-Saint-Gervais	8	7	6	9	5	9	11	11	13	1	8	5	10	3	10	9	12	10	7	7	9	5	8	9	107	90	— 197	
Romainville	2	3	2	2	2	4	3	1	4	1	1	3	»	4	2	1	1	4	2	1	2	2	2	»	23	26	— 49	
CANTON DE SAINT-DENIS																												
Aubervilliers	42	35	26	31	23	25	38	35	28	30	42	40	32	31	32	30	36	45	28	25	32	36	36	22	390	386	— 776	
La Courneuve	»	2	3	2	»	2	»	»	2	3	2	1	3	2	3	2	1	2	2	»	2	2	2	1	25	17	— 42	
Dugny	»	»	1	2	»	1	»	1	»	2	1	»	1	1	1	»	»	1	»	1	2	1	1	1	7	10	— 17	
Épinay	1	1	3	3	1	1	3	1	2	5	1	2	2	1	2	1	4	7	»	2	1	1	2	3	29	37	— 66	
Ile-Saint-Denis	2	1	1	1	1	2	3	3	4	2	1	3	3	1	2	2	4	3	2	3	1	2	1	5	37	41	— 78	3.304
Pierrefitte	2	1	3	2	2	1	1	1	3	2	2	2	2	2	1	2	1	»	1	1	2	1	1	3	20	20	— 40	
Saint-Denis	54	61	65	71	62	62	73	74	57	51	71	52	70	68	63	67	61	64	72	59	65	50	71	49	759	727	— 1.486	
Saint-Ouen	30	32	23	25	38	31	37	29	37	42	23	37	36	30	37	26	38	26	36	32	37	30	37	30	430	348	— 778	
Stains	1	3	»	2	2	1	1	5	1	5	6	2	1	1	5	2	2	4	3	3	3	»	3	4	31	29	— 68	
Villetaneuse	1	»	»	1	»	»	1	»	2	»	»	»	»	1	»	1	»	1	»	2	1	2	»	»	5	8	— 13	
	475	445	428	451	477	448	471	461	458	421	474	453	472	448	473	432	442	466	402	405	388	388	410	383	5.380	5.125		10.505

M. 5.380
F. 5.125 } = 10.505

TABLEAU V. DÉCÈS PAR COMMUNE PAR AGE ET PAR SEXE

1891 COMMUNES	De 0 à 1 an. M.	De 0 à 1 an. F.	De 1 à 19 ans. M.	De 1 à 19 ans. F.	De 20 à 39 ans. M.	De 20 à 39 ans. F.	De 40 à 59 ans. M.	De 40 à 59 ans. F.	De 60 ans et au-dessus. M.	De 60 ans et au-dessus. F.	Total par sexe. M.	Total par sexe. F.	Total général.
CANTON DE COURBEVOIE													
Asnières	18	28	29	35	30	29	36	39	81	64	194	195	389
Colombes	58	41	26	35	18	38	42	50	73	72	217	236	453
Courbevoie	54	35	24	24	27	24	42	30	58	70	205	183	388
Gennevilliers	19	18	21	12	9	5	8	14	23	21	80	70	150
Nanterre	34	22	18	11	57	38	237	88	458	331	789	493	1.282
Puteaux	62	40	39	42	29	26	42	33	49	73	221	216	437
Suresnes	31	28	12	16	22	15	20	9	31	31	116	99	215
CANTON DE NEUILLY													
Boulogne	128	114	47	49	58	54	86	59	138	165	457	441	898
Clichy	146	133	46	50	42	41	67	46	43	44	344	314	658
Levallois-Perret	102	79	93	68	77	70	89	72	127	138	488	427	915
Neuilly	57	50	46	57	33	41	66	51	102	126	304	325	629
CANTON DE PANTIN													
Bagnolet	28	26	8	7	10	4	11	10	19	10	76	57	133
Bobigny	4	1	1	3	1	2	2	1	1	1	9	8	17
Bondy	20	13	15	7	4	4	11	5	8	9	58	38	96
Le Bourget	4	12	4	3	4	4	3	3	4	3	16	27	43
Drancy	6	9	4	2	3	»	3	1	8	5	18	10	28
Les Lilas	21	16	7	7	11	8	15	16	33	23	87	70	157
Noisy-le-Sec	12	13	10	9	8	10	18	9	25	36	71	71	142
Pantin	97	71	31	44	31	27	52	29	40	48	250	219	469
Pré-Saint-Gervais	23	21	29	10	11	13	17	14	21	19	101	77	178
Romainville	8	3	3	3	5	»	4	4	8	13	28	23	51
CANTON DE SAINT-DENIS													
Aubervilliers	103	89	66	58	37	28	45	44	37	41	288	263	551
La Courneuve	4	5	6	4	»	3	4	2	2	2	16	16	32
Dugny	2	1	3	»	4	»	2	»	1	1	12	2	14
Epinay	6	7	2	4	5	7	10	6	12	9	35	33	68
Ile-Saint-Denis	9	5	6	4	4	»	5	2	[illegible]	[illegible]	30	21	51
Pierrefitte	7	4	5	1	1	1	1	»	[illegible]	[illegible]	20	13	34
Saint-Denis	239	191	116	121	113	86	122	100	125	122	715	620	1.335
Saint-Ouen	111	88	43	52	51	38	71	46	62	52	338	276	614
Stains	5	3	1	4	5	4	3	4	9	5	23	20	43
Villetaneuse	1	2	2	»	1	1	2	1	2	»	8	4	12
Totaux	1.444	1.183	702	748	708	621	1.131	788	1.871	1.337	5.613	4.897	10.510

MORTALITÉ PAR MOIS

	Masculins.	Féminins.	Total général.
Janvier	458	405	863
Février	446	432	878
Mars	517	490	1.007
Avril	514	499	1.013
Mai	495	414	909
Juin	442	340	782
Juillet	337	372	709
Août	408	350	758
Septembre	371	331	702
Octobre	502	373	875
Novembre	477	407	884
Décembre	506	442	948
	5.613	4.897	10.510

TABLEAU VI MARIAGES

1891	Janvier.	Février.	Mars.	Avril.	Mai.	Juin.	Juillet.	Août.	Septembre.	Octobre.	Novembre.	Décembre.	Total.	ARRONDISSEMENT DE SAINT-DENIS ANNÉE 1891
CANTON DE COURBEVOIE														
Asnières	13	12	7	17	18	15	14	17	9	16	16	10	164	
Colombes	14	5	7	20	12	19	14	22	15	11	10	17	166	
Courbevoie	7	11	6	19	18	14	10	13	18	19	15	7	157	
Gennevilliers	3	3	3	4	7	5	3	10	6	5	7	4	60	**863**
Nanterre	4	»	4	7	7	3	4	6	6	2	1	7	51	
Puteaux	14	8	17	21	20	10	12	22	14	18	16	7	179	
Suresnes	5	8	9	9	8	6	8	3	9	6	9	6	86	
CANTON DE NEUILLY														
Boulogne	20	21	16	28	28	23	36	22	30	27	31	26	308	
Clichy	15	22	21	16	22	10	30	27	21	18	23	14	239	**1.160**
Levallois-Perret	25	25	23	41	31	29	31	30	40	40	22	33	370	
Neuilly	8	14	13	24	28	25	14	21	23	23	29	21	243	
CANTON DE PANTIN														
Bagnolet	4	4	1	5	3	4	3	3	3	4	4	6	44	
Bobigny	1	»	1	»	1	1	3	5	2	6	1	5	26	
Bondy	1	4	2	»	2	2	4	2	»	5	3	2	27	
Le Bourget	»	3	»	3	1	»	1	»	2	4	»	»	14	
Drancy	»	»	»	»	1	»	1	»	2	»	»	»	4	
Les Lilas	7	2	2	3	5	3	2	8	11	4	1	2	50	**517**
Noisy-le-Sec	»	2	»	3	6	1	5	6	8	6	3	4	44	
Pantin	15	13	10	21	24	18	16	28	24	22	15	20	226	
Pré-Saint-Gervais	3	2	1	5	3	3	2	7	7	12	3	13	61	
Romainville	3	1	2	1	2	1	2	1	2	3	1	2	21	
CANTON DE SAINT-DENIS														
Aubervilliers	14	11	8	26	22	8	21	16	15	18	20	20	199	
La Courneuve	3	»	»	»	1	2	»	»	1	3	1	5	16	
Duguy	»	»	»	»	»	»	»	»	1	1	»	»	2	
Epinay	2	»	1	»	2	3	1	1	»	1	»	1	12	
Ile-Saint-Denis	1	»	2	2	2	2	1	»	3	5	2	1	21	
Pierrefitte	1	1	2	2	4	»	»	1	2	1	1	3	18	**998**
Saint-Denis	37	38	24	47	48	32	46	40	47	62	40	37	498	
Saint-Ouen	13	8	9	22	15	14	17	23	20	28	16	18	203	
Stains	2	»	1	2	2	1	3	1	1	5	3	3	24	
Villetaneuse	»	»	»	»	»	»	3	»	1	»	»	1	5	
	235	21[illegible]	192	348	343	254	307	335	343	375	293	295	3.538	**3.538**

TABLEAU VII

DIVORCES

1891	Janvier.	Février.	Mars.	Avril.	Mai.	Juin.	Juillet.	Août.	Septembre.	Octobre.	Novembre.	Décembre.	Total.	ARRONDISSEMENT DE SAINT-DENIS ANNÉE 1891
CANTON DE COURBEVOIE														
Asnières	»	»	3	»	1	1	1	1	»	1	»	1	9	**40**
Colombes	»	2	»	1	1	»	»	»	»	1	1	1	7	
Courbevoie	»	»	2	»	4	»	»	1	»	»	1	»	8	
Gennevilliers	»	»	»	»	»	»	1	»	»	»	»	»	1	
Nanterre	»	»	1	»	»	»	»	1	»	»	1	1	4	
Puteaux	»	»	»	2	»	1	1	1	1	1	»	»	7	
Suresnes	»	»	1	»	»	»	»	»	»	1	1	1	4	
CANTON DE NEUILLY														
Boulogne	1	»	3	3	4	1	3	1	1	2	2	1	22	**61**
Clichy	»	»	1	»	3	1	»	2	3	»	»	1	11	
Levallois	6	»	1	1	2	3	1	2	»	2	»	»	18	
Neuilly	1	»	2	2	2	»	1	»	»	1	»	1	10	
CANTON DE PANTIN														
Bagnolet	»	»	1	»	»	»	»	1	»	»	»	»	2	**16**
Bobigny	»	»	»	»	»	»	»	»	»	»	»	»	»	
Bondy	»	»	»	»	»	»	»	»	»	»	»	»	»	
Le Bourget	»	»	»	»	»	»	»	»	»	»	»	»	»	
Drancy	»	»	»	»	»	»	»	»	»	»	»	»	»	
Les Lilas	»	»	»	»	»	»	1	»	»	1	»	»	2	
Noisy-le-Sec	»	»	1	»	»	»	1	1	»	»	»	1	4	
Pantin	»	»	»	»	»	»	»	»	»	1	1	1	3	
Pré-Saint-Gervais	»	»	»	»	»	»	1	»	»	»	1	1	3	
Romainville	1	»	»	»	»	»	»	1	»	»	»	»	2	
CANTON DE SAINT-DENIS														
Aubervilliers	»	»	2	1	1	»	1	»	1	1	»	»	7	**32**
La Courneuve	»	1	»	»	»	»	1	»	»	»	»	»	2	
Dugny	»	»	»	»	»	»	»	»	»	»	»	»	»	
Epinay	»	»	»	»	»	»	»	»	»	»	»	»	»	
Ile-Saint-Denis	»	»	»	»	»	»	»	»	»	»	»	»	»	
Pierrefitte	»	»	»	»	»	»	»	»	»	»	»	»	»	
Saint-Denis	1	»	2	»	1	3	3	1	1	2	2	»	16	
Saint-Ouen	1	»	1	»	3	»	»	»	»	1	»	1	7	
Stains	»	»	»	»	»	»	»	»	»	»	»	»	»	
Villetaneuse	»	»	»	»	»	»	»	»	»	»	»	»	»	
	11	3	21	10	22	10	16	13	7	15	10	11	149	**149**

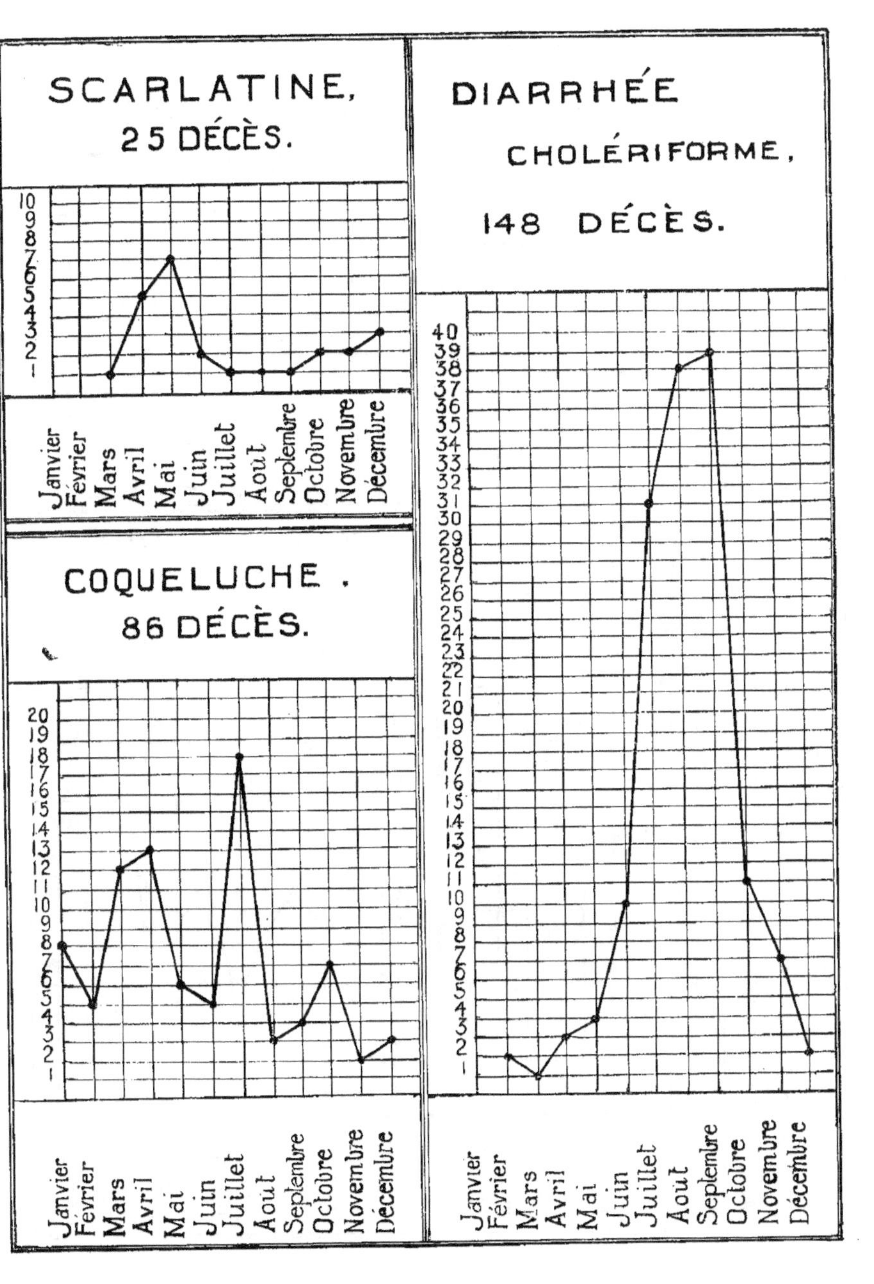
SCARLATINE,
25 DÉCÈS.
COQUELUCHE.
86 DÉCÈS.
DIARRHÉE
CHOLÉRIFORME,
148 DÉCÈS.
Janvier
Février
Mars
Avril
Mai
Juin
Juillet
Aout
Septembre
Octobre
Novembre
Décembre

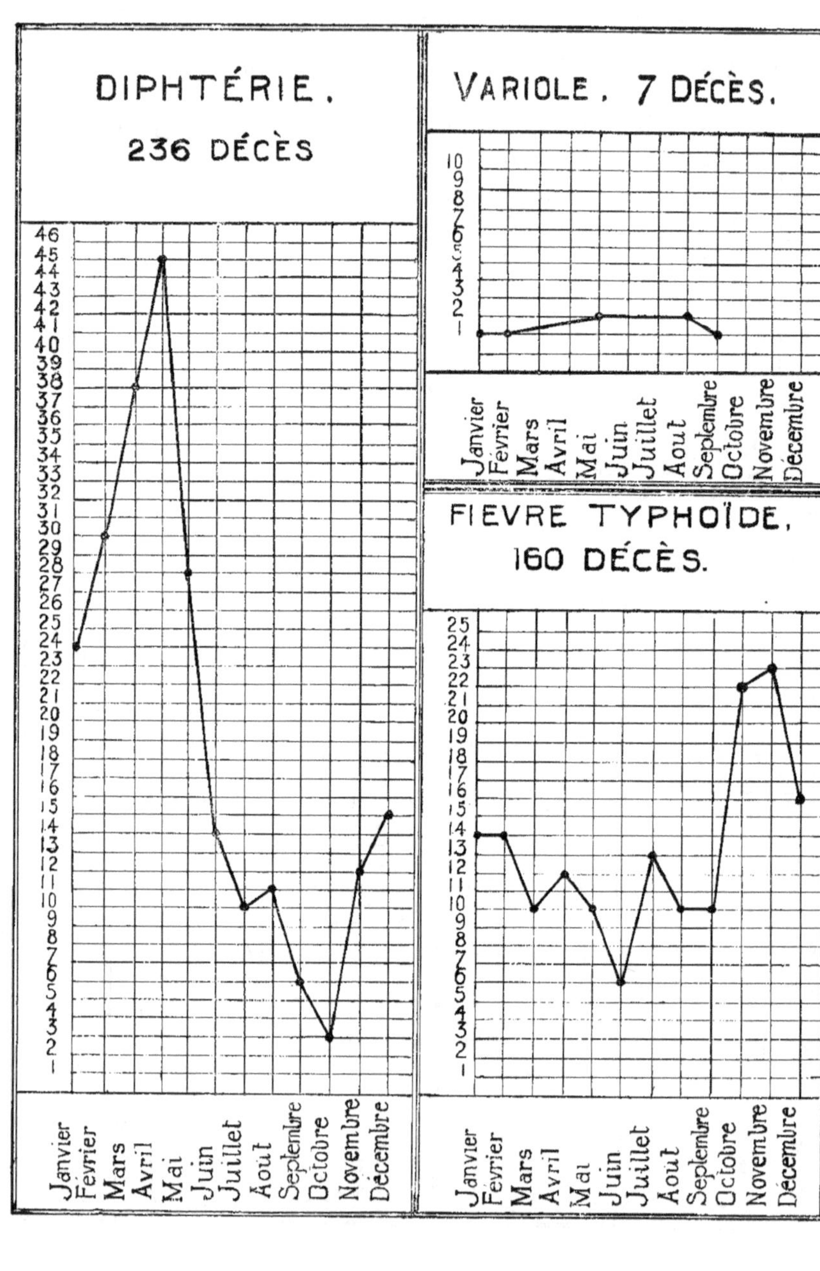
DIPHTÉRIE.
236 DÉCÈS
VARIOLE. 7 DÉCÈS.
FIEVRE TYPHOÏDE.
160 DÉCÈS.
Janvier
Février
Mars
Avril
Mai
Juin
Juillet
Aout
Septembre
Octobre
Novembre
Décembre

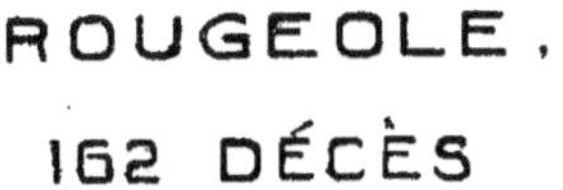
ROUGEOLE.
162 DÉCÈS

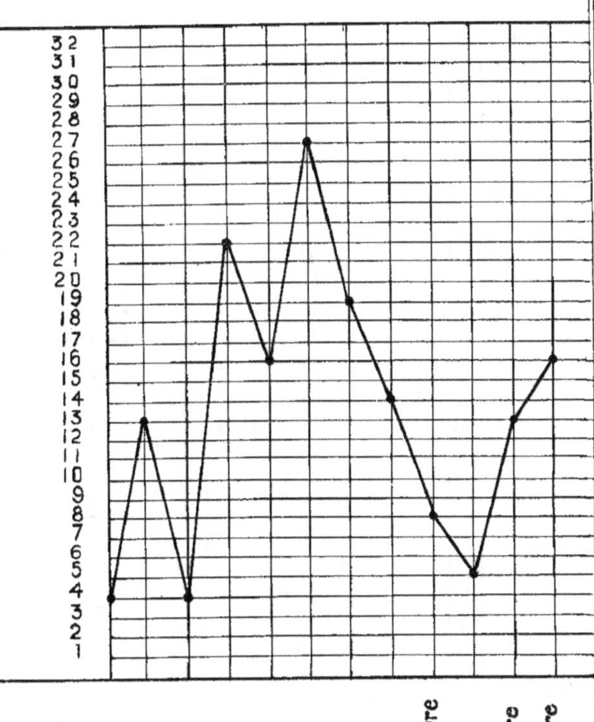
32
31
30
29
28
27
26
25
24
23
22
21
20
19
18
17
16
15
14
13
12
11
10
9
8
7
6
5
4
3
2
1
Janvier
Février
Mars
Avril
Mai
Juin
Juillet
Août
Septembre
Octobre
Novembre
Décembre

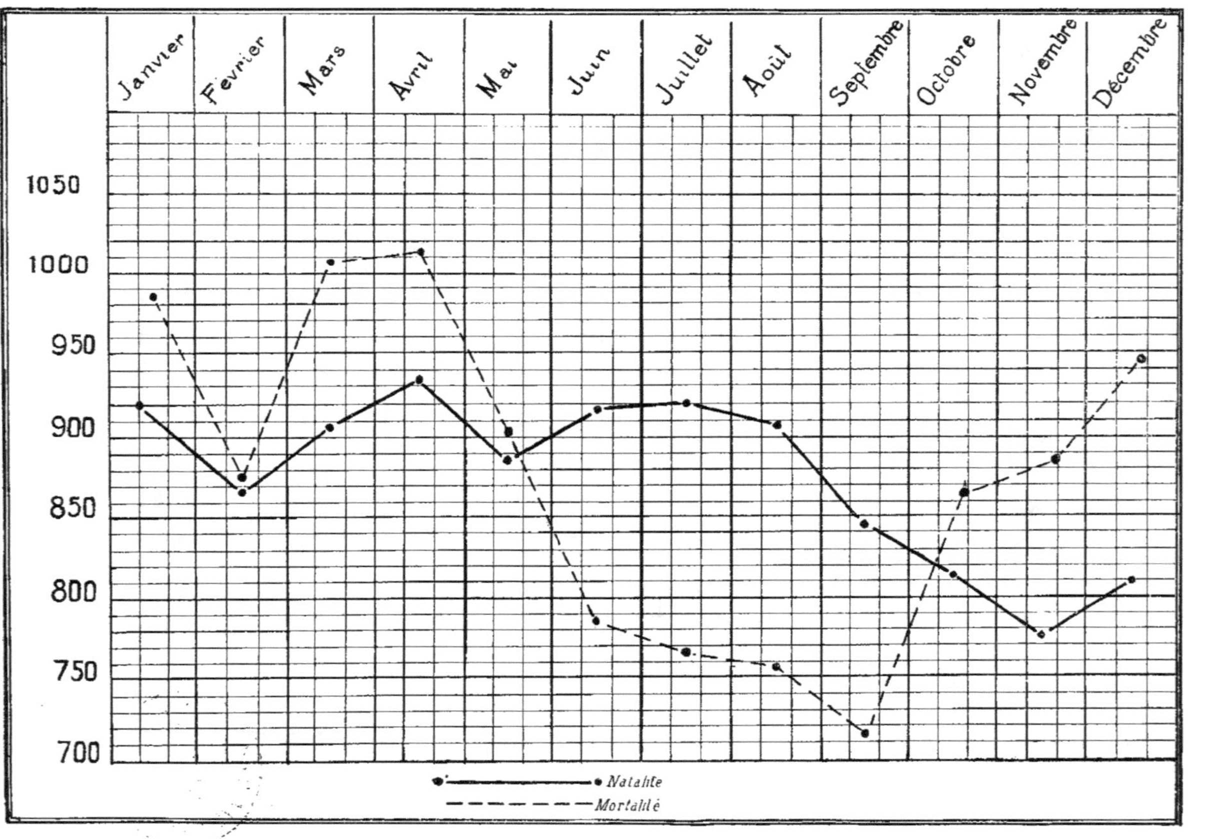
Janvier
Février
Mars
Avril
Mai
Juin
Juillet
Août
Septembre
Octobre
Novembre
Décembre
1050
1000
950
900
850
800
750
700
Natalité
Mortalité

PARIS. — IMPRIMERIE CHAIX (SUCCURSALE B), RUE DE LA SAINTE-CHAPELLE, 5. — 1126-92.

www.ingramcontent.com/pod-product-compliance
Lightning Source LLC
LaVergne TN
LVHW010003230826
846092LV00002B/621

* 9 7 8 2 3 2 9 6 7 4 6 4 3 *